U0382483

本书得到中央高校基本科研业务费专项资金项目"公共卫生服务均等化背景下少数民族地区农村基层卫生服务机构发展战略研究"（ZSQ10011）和湖北省社会科学基金一般项目"城镇化进程中湖北省城乡基本公共卫生服务均等化研究"（BSY15027)资助

湖北省基本公共卫生服务均等化问题研究

熊侃霞　著

Hubeisheng Jiben Gonggongweisheng Fuwu
Jundenghua Wenti Yanjiu

中国社会科学出版社

图书在版编目（CIP）数据

湖北省基本公共卫生服务均等化问题研究/熊侃霞著.—北京：
中国社会科学出版社，2016.1
ISBN 978 - 7 - 5161 - 6074 - 9

Ⅰ.①湖…　Ⅱ.①熊…　Ⅲ.①公共卫生—卫生服务—研究—
湖北省　Ⅳ.①R199.2

中国版本图书馆 CIP 数据核字（2015）第 094886 号

出 版 人	赵剑英
责任编辑	卢小生
特约编辑	李舒亚
责任校对	周晓东
责任印制	王　超

出　　版	中国社会科学出版社
社　　址	北京鼓楼西大街甲 158 号
邮　　编	100720
网　　址	http://www.csspw.cn
发 行 部	010 - 84083685
门 市 部	010 - 84029450
经　　销	新华书店及其他书店
印　　刷	北京市大兴区新魏印刷厂
装　　订	廊坊市广阳区广增装订厂
版　　次	2016 年 1 月第 1 版
印　　次	2016 年 1 月第 1 次印刷
开　　本	710×1000　1/16
印　　张	13.25
插　　页	2
字　　数	222 千字
定　　价	50.00 元

前　　言

目前，随着我国新型城镇化建设速度的加快，由二元经济所带来的城乡公共卫生服务供给的差距成为制约城镇化发展的主要因素之一。尽管自2009年我国政府提出要"促进基本公共卫生服务逐步均等化"开始，政府在基本公共卫生服务均等化的具体项目数量及人均费用标准上不断加大投入，但现有的基本公共卫生服务供给是否能有效满足城乡居民对基本公共卫生服务的要求，城乡居民在基本公共卫生服务需求上是否有差异，城乡居民对现有的基本公共卫生服务均等化是否满意以及对基本公共卫生服务均等化的参与意愿如何等，成为基本公共卫生服务均等化实施中面临的重要问题，不仅直接影响基本公共卫生服务均等化的效果和效率，同时也给城乡一体化建设带来挑战。因此，本书以湖北省基本公共卫生服务均等化问题作为研究内容，立足于对我国以及湖北省基本公共服务均等化现实问题的关注，对基本公共卫生服务均等化理论的完善，为实现湖北省基本公共卫生服务均等化提出切实可行的政策。

研究内容包括五部分：

第一部分包括问题的提出、基本公共卫生服务的理论及国内外文献综述。

第二部分包括第二章和第三章。主要通过二手文献资料研究，按不同项目、不同地区对2009—2012年湖北省城乡基本公共卫生服务的供给现状进行分析；同时选择一些城乡地区，运用调查问卷就城乡居民对基本公共卫生服务的需求及满意度现状进行实证研究，并对湖北省基本公共卫生服务均等化的经验现状进行描述。

第三部分从各地区、各项目及总体供需三个方面提出湖北省基本公共卫生服务均等化过程中存在的问题，并深入分析其原因。

第四部分从国内和国外两个方面对公共卫生服务经验进行全面总结。

第五部分针对现状研究、问题分析及国内外经验，从政府、公共卫生机构及居民个体三个层面提出湖北省基本公共卫生服务的建议。

本书的主要创新点在于：（1）研究视角有一定新意。以"居民需求为中心"这一独特视角，从公共服务的供需关系出发，对湖北省城乡居民对基本公共卫生服务需求差异、满意度现状进行实证研究，进而对提出存在的问题与原因进行剖析，并提出相应建议，有一定新意。（2）研究路径上有一定新意。本书不是生硬地提出几条政策建议，而是通过理论结合实际，既灵活运用经济和管理学的一般原理及理论，又"因地制宜"，不拘泥于理论。通过系统研究湖北省基本公共卫生服务实施过程中对环境、政策的依赖，从政府层面、公共卫生机构层面以及居民个人层面有针对性地提出湖北省实现基本公共卫生服务均等化的政策和建议。

本书系作者主持的 2014 年度湖北省社科基金项目"城镇化进程中湖北省城乡基本公共卫生服务均等化研究"（项目编号：2014292）以及中央高校基本科研业务费专项资金项目"公共卫生服务均等化背景下少数民族地区农村基层卫生服务机构发展战略研究"（项目编号：ZSQ10011）的成果，在写作过程中得到了窦彬、李亚红等老师的支持和建议，同时还有王丽、朱吕霞等同学所做的资料整理工作，在此表示衷心感谢。

目　录

第一章 概述

第一节 研究目的及研究意义

一 问题的提出

在我国，基本公共卫生服务均等化是政府解决民生问题而确立的一项重要目标，有利于推进社会主义和谐社会的建设。基本公共卫生服务均等化，是政府在不损失效率的前提下，遵循公平、公正的原则，为社会公众提供基本的、在不同阶段具有不同标准的、大致均等的基本医疗服务和公共卫生。这体现在三个方面的大致均等。一是机会均等，即全体公民都有机会享有均等的基本公共卫生服务。不论居住地、职业、性别、教育程度、年龄等，所有居民都享有平等的权利。二是结果均等，全体公民应该享有大体均等的基本公共卫生服务的结果。这里的结果均等并非指每一个公民享有等量的公共卫生服务，而是强调应以需求为导向，根据公民的年龄、性别和身体在医学上需求的特点，考虑不同地区、不同民族的文化习惯、生活传统等方面的差异情况，提供结果大体均等的服务，考量的是服务结果。三是项目非固定，列入基本公共卫生服务是从纯公共产品和准公共产品中选择与国民健康直接相关的服务项目，不同时期可以有不同项目内容，根据公共产品的特性有些可以全免费，有些可以适当付费。我国基本公共卫生服务均等化概念的提出经历了一段较长的政策历程。

2005 年，在中共十六届五中全会中通过的《中共中央关于制定国民经济和社会发展第十一个五年规划的建议》（以下简称《建议》）明确提出了有关"公共服务均等化"的改革命题。《建议》中具体强调了"按照公共服务均等化的原则，加大国家对欠发达地区的支持力度，加快革命老区、民族地区、边疆地区和贫困地区经济社会发展"。

2006年10月中共十六届六中全会会议通过了《中共中央关于构建社会主义和谐社会若干重大问题的决定》，进一步明确指出要"完善公共财政制度，逐步实现基本公共服务均等化"。同时还重点强调，一方面可以通过深化医疗卫生体制改革，强化政府责任，严格监督管理；另一方面要建设覆盖城乡居民的基本卫生保健制度，从而为群众提供安全、方便、价廉、有效的基本医疗服务和公共卫生服务。

2007年，中共十七大报告重申了基本公共服务均等化的迫切需要和政府的重视程度。报告明确指出，必须重视基本公共服务均等化的实现，引导生产要素跨区域合理流动，缩小区域发展差距。

从2009年开始，政府提出要"促进基本公共卫生服务逐步均等化"。同年4月，在《中共中央、国务院关于深化医药卫生体制改革的意见》中，将"促进基本公共卫生服务逐步均等化"作为医药卫生体制改革的五项重点任务之一的政策目标。同时，卫生部在《关于促进基本公共卫生服务逐步均等化的意见》中做出了对基本公共卫生服务的重大战略部署，一方面明确了基本公共卫生服务均等化的主要任务，以使基本公共卫生服务均等化工作落到实处；另一方面将基本公共卫生服务的服务项目进行细化，并对基本公共卫生服务的筹资方式等内容进行规范。同年7月，免费为城乡居民提供的九项基本公共卫生服务项目，由政府正式启动并部署，这标志着我国基本公共卫生服务均等化开始全面启动。

2010年，我国为加大政府对农村基本公共卫生服务均等化工作的重视程度，专门出台了《关于做好农村居民基本公共卫生服务工作的通知》，强调要全面做好农村居民基本公共卫生服务工作，集合农村区域特点，明确项目要求、职责分工、经费管理、人员培训和监督考核等方面的内容。同时，《农村居民健康档案管理规范》的出台，指导了乡镇卫生院和村卫生室有效规范建立农村居民健康档案。同年12月，《关于加强基本公共卫生服务项目绩效考核的指导意见》以及《基本公共卫生服务项目补助资金管理办法》的相继出台，进一步明确了基本公共卫生服务绩效考核考核的原则、内容、依据、方法和管理，并规定了项目的筹资责任、资金安排、拨付使用和监管等资金管理程序和办法。

2011年，政府更加重视基本公共卫生服务，并加大对基本公共卫生服务的财政支持。卫生部、财政部出台了《关于做好2011年基本公共卫生服务项目工作的通知》，基本公共卫生服务人均经费由2009年的人均

15 元增加至 25 元，同时还增加了服务项目，严格了服务项目提供的规范要求。卫生部为进一步对国家基本公共卫生服务项目管理进行规范，在《国家基本公共卫生服务规范》（2009 年版）基础上，组织专家修订和完善服务规范内容，形成了《国家基本公共卫生服务规范》（2011 年版）（以下简称《规范》）。《规范》包括 11 项内容，即城乡居民健康档案管理、健康教育、预防接种、0—6 岁儿童健康管理、孕产妇健康管理、老年人健康管理、高血压患者健康管理、Ⅱ型糖尿病患者健康管理、重性精神疾病患者管理、传染病及突发公共卫生事件报告和处理以及卫生监督协管服务规范。

2012 年 3 月，卫生部"十一五"规划明确指出了"公共卫生服务体系更加完善，加强公共卫生服务体系建设，要重点改善精神卫生、疾病预防控制、妇幼卫生、卫生监督、卫生应急等专业公共卫生机构的设施条件"。

2013 年 3 月，温家宝首次在第十二届全国人民代表大会第一次会议的政治报告中提出，要加大我国对基本公共卫生服务工作的投入，基本公共卫生服务的人均经费标准由 25 元提高到 30 元。

从基本公共卫生服务均等化提出历程来看，我国对人民群众的健康问题越来越重视，基本公共卫生服务均等化的政策制定工作也在进一步补充、发展和完善之中。本书将重点探讨湖北省基本公共卫生服务均等化工作的实践情况。

2009 年 9 月，湖北省为有效落实《中共中央、国务院关于深化医药卫生体制改革的意见》，并促进全省基本公共卫生服务逐步实现均等化，由湖北省医改领导小组办公室召开会议，标志着基本公共卫生服务项目和重大公共卫生项目工作在湖北省全面启动。健康权是全体社会公民的一项基本人权，维护公民的健康权，实现社会健康公平，通常体现一个社会的核心价值与经济发展的重要目标，也被视为是一个社会公平正义的象征，更是一个国家社会公平正义的基础。但我国在长期发展过程中，受传统发展战略影响，湖北省城乡二元结构是阻碍我国发展的突出矛盾，城乡居民在公共卫生服务方面存在较大差距，长期制约我国经济社会发展。促进公民均等化享有基本公共卫生服务，尤其是城乡居民在基本公共卫生方面的均等化，既表明我国政府关切每一位社会成员的生存质量，又彰显了政府在维护居民健康公平方面的责任意识。

作为中部崛起的重要战略支点，湖北省的发展不仅要注重经济建设，更要注重民众生活品质的保障和改善。民生问题的本质是民权问题。因此，扩大公众参与、完善公共服务、保障社会公平就尤显重要。只有民众感到幸福，发展才具活力。湖北省实施基本公共卫生服务项目三年多来，在经费保障机制、公共卫生机构能力建设以及绩效考核等方面积极创新，全省基本公共卫生服务工作取得初步成效，公共卫生制度安排已经初步确立，确定了基层医疗卫生机构为服务主体、专业公共卫生机构提供业务指导的项目实施路径。城乡居民获得基本公共卫生服务的可及性明显提高。实施项目也推动了基层医疗卫生机构运行机制改革，基本医疗和基本公共卫生双重网底功能得到加强。但同时，各地在项目执行过程中仍然面临诸多问题和挑战：一些地方政府、基层卫生机构对于基本公共卫生服务重视程度不够，地区配套资金不明确、数量不足、拨付不及时；基层卫生机构服务设施缺乏，人员素质不高；项目管理体制不顺；居民对项目知晓率较低等，这些问题制约了项目的实施，不利于缩小城乡基本公共卫生服务差距。基本公共卫生服务均等化强调全体社会成员能在充分表达各自的基本医疗卫生需求偏好的基础上大致均等地享受现阶段的基本公共服务。"提供方与需求方是基本公共卫生服务均等化这一过程的两个方面，它的实现既要考虑政府的供给能力和服务能力，更要考虑社会成员的需求和满意度"。[①] 因此，只有从公共产品基本的供求关系出发，找出影响基本公共卫生服务供给和需求的制约因素并选择合适的路径，消除湖北省基本公共卫生服务均等化实施方面的诸多问题，才能更好地提升城乡居民整体健康水平，实现强省与富民的有机统一。

二　研究目的及意义

近年来，党中央、国务院对实现我国基本公共服务均等化在促进区域协调发展、构建社会主义和谐社会中的作用表现出高度重视。并且作为公共管理研究领域中一个比较新的问题，基本公共卫生服务均等化的已有研究在如何实现基本公共卫生服务均等化上，尚缺乏明晰而系统的政策体系，因此还存在进一步研究的空间。本书以湖北省基本公共卫生服务均等化问题作为研究的内容，立足于对我国以及湖北省基本公共服务均等化问题的关注，对基本公共卫生服务均等化理论的完善，为实现湖北省基本公

---

① 刘琼莲：《论基本公共卫生服务均等化及其判断标准》，《学习论坛》2009 年第 9 期。

共卫生服务均等化提出切实可行的政策。

（一）理论意义

1. 为政策实践提供理论保障和理论支持

本书从福利经济学理论、公共产品理论、公共选择理论、新公共管理理论以及治理理论视角来考察湖北省基本公共卫生服务均等化，不仅有利于对基本公共服务均等化有比较完整的认识，且比较全面地为实现基本公共服务均等化提供理论基础，为相关部门实现有步骤、有计划地促进基本公共服务均等化提供了理论上的指导与建议，从而对现阶段的理论和实践研究具有一定的理论借鉴作用。

2. 深化基本公共卫生服务均等化理论研究

目前，我国还处于基本公共卫生服务均等化问题研究的起步阶段，对于基本公共卫生服务均等化的概念，尚未给出一个准确而清晰的定义。因此，本书通过对湖北省基本公共卫生服务均等化问题的研究，提供了一种新的理论视角以研究基本公共卫生服务均等化问题，同时还深化了人们对基本公共卫生服务本身的认识，有助于人们形成对基本公共卫生服务均等化内涵的系统理解，并在观念与思想上引起人们对基本公共卫生服务均等化问题的重视，从而推动我国基本公共卫生服务均等化理论研究的深入。

3. 推进财政体制改革

系统全面地研究"湖北省基本公共卫生服务均等化"问题，可以推进财政体制的改革。一方面，本书在研究过程中分析了"湖北省城乡基本公共卫生服务均等化"这一命题，有利于推进我国城乡基本公共卫生服务制度的衔接，加大公共资源向农村的倾斜力度，打破"城乡二元公共服务体制"，统筹基本公共卫生服务在城乡空间布局，而公共财政制度的建设和完善是实现这一切的基础条件。我国由建设型财政向民生型财政转变是对公共财政理论的细化与深化。另一方面，通过基本公共服务均等化，使每个居民享有最基本的生活权利并均等地享受社会福利，有助于明确我国财政体制改革的重点与方向。

（二）实践意义

1. 推进和谐社会建设

随着工业化、城镇化及市场化进程的深入，当前我国社会正面临着日益突出的三大矛盾：一是经济快速增长同发展不平衡、资源环境约束之间的突出矛盾；二是公共需求的全面快速增长与公共服务不到位，基本公共产品短缺之间的突出矛盾；三是社会主义市场经济体制逐步建立完善对政府职能的新要求与政府职能转变缓慢之间的突出矛盾。[①] 本书以湖北省为例，深入研究"基本公共卫生服务均等化"，有利于和谐社会的构建与社会稳定的维护。基本公共卫生服务的均等化作为建设社会主义和谐社会的基本理念，是缓解我国社会矛盾的重要途径和现实需要。基本公共卫生服务非均等化会导致各种不利于社会稳定的因素出现。因此，我国提出逐步实现基本公共卫生服务均等化，是为构建和谐社会而树立的协调目标，是和谐社会建设进程中至关重要的一方面，符合和谐社会建设的核心价值取向。全面研究"基本公共卫生服务均等化"，一方面从客观上有利于强化政府公共服务供给管理职能，保障公众基本公共服务均等化的实现，并促使政府提高基本公共服务的质量和总量；另一方面有利于社会分配关系和社会成员之间的物质利益关系得到优化，并有效改进社会总体的生存状态与福利水平，不断缩小我国城乡、区域间基本公共卫生服务的差距，最终缓解我国当前经济社会面临的各种矛盾和难题，从而推进和谐社会建设。

2. 推进基本公共卫生服务均等化体系建设

一方面，我国在计划经济时代，由于国家发展重点偏向城市，而导致形成了城乡二元公共服务体制，这使我国区域之间，政府在基本公共卫生服务供给方面存在很大的差距。近年来，我国仍未从根本上解决区域及城乡之间基本公共卫生服务非均等问题。而当前人们对基本公共卫生服务的需求日益增长，我国正处于全面建设小康社会的关键时期，更处于加快转变经济发展方式的攻坚时期。因此，在这种情况下，对基本公共卫生服务均等化问题的深入而全面的研究，为实现基本公共卫生服务均等化提出可行的思路和对策，为基本公共服务均等化体系建设提供理论依据和决策依据，都具有很强的现实意义，是顺利推进基本公共服务均等化体系建设的基础。

另一方面，在构建服务型政府、强调基本公共卫生服务均等化的时代背景下，深化对地方基本公共卫生服务均等化的相关研究，并为均等化的实现提出政策建议，有利于我国整体基本公共卫生服务均等化的实现，并

[①] 陈昌盛、蔡跃洲：《中国政府公共服务：体制变迁与地区综合评估》，中国社会科学出版社2007年版，第4页。

促进基本公共卫生服务能力均衡发展。本书以湖北省基本公共卫生服务的开展为研究对象，同时考虑我国各地在基本公共卫生服务均等化实现过程中可能面临的类似问题，本书获得的结论及总结的经验可以给全国其他地方提供相关的经验，对其他地区的卫生改革工作有借鉴意义。从总体上看，有利于我国基本公共卫生服务体系的构建和完善。

3. 提高政府对公共资源的配置效率

研究分析"基本公共卫生服务均等化"，有利于提高政府公共资源整体配置效率。首先，在研究"基本公共卫生服务均等化"的运作机制和程序过程中，公众的参与，不仅可以满足公众对基本公共服务信息和灵敏度的需求，且有利于加强对基本公共卫生服务的提供者进行管理与监督，督促政府为公众有效提供质量更高和数量更多的基本公共卫生服务，同时为政府提供了改善我国基本公共卫生服务的决策参考，从而推动政府基本公共服务均等化决策的科学化和民主化，有效提升政府的公信力。其次，本书提出了"基本公共卫生服务均等化"的评价体系有利于更有效地对基本公共卫生服务进行评估，提升基本公共卫生服务资源的配置效率，这有利于提高全社会资源配置的效率。最后，湖北省城乡基本公共卫生服务均等化的实现，意味着政府等公共权力部门通过公共资源整体配置，为城乡经济主体提供基本均等化的公共卫生服务，从而有效弥补市场经济中出现的失灵，提高资源配置与资源利用的效率，提高整体配置公共资源的效率，为市场经济的发展带来动力。

4. 转变经济发展方式，促进经济发展

与世界其他国家相比，我国最终消费率和固定资产投资率明显偏低。根据世界银行公布统计，目前全球的平均消费率约77%，而我国的消费率则只有35.4%。我国基本公共服务的非均等化，引起城乡居民边际消费倾向降低，居民部分收入用于预防性储蓄，使得即期消费不足。推进我国基本公共卫生服务均等化，首先可增加对人力资本的投入，提高公共资源整体利用效率和劳动生产率，对实现经济增长方式的转变和经济结构的优化有着关键性的意义。其次，基本公共卫生服务均等化的实现可以使我国部分中低收入群体的边际消费能力增强，使居民预防性储蓄减小，从而增加居民的即期消费，扩大国内整体消费需求，最终推动我国经济增长方式由主要依靠消费、投资出口协调拉动，向主要依靠劳动者素质提高、科技进步以及管理创新等内涵式增长转变。最后，为我国各地区市场主体提供大致均等的基本公共卫生服务，促使在全国范围内公共资源合理有效流动，使公共资源整体配置效率实现最大化，最终提高社会的整体福利。此外，在基本公共卫生服务均等化进程中产生的公平效应，有助于促进整个社会经济的健康发展，提高社会生产力，并加快我国经济的整体发展。

第二节　理论依据

一　福利经济学

（一）福利经济学的发展

公共服务均等化的理论基础主要源于福利经济学。福利经济学萌芽于18世纪末帕累托提出的最优标准，在马歇尔等经济学家的著作中亦有反映。英国经济学家霍布森在1902年的《帝国主义论》一书中提出：经济学的重心应该是放在研究社会福利上，他认为经济学应该是发现现行社会制度下财富分配所依据的原则，并提供消除现行制度下分配不均等的办法，还应提出改进现行社会制度下财富分配不均的方法。[①] 1929年发生的资本主义世界经济危机为公共服务的发展带来了重要历史契机。按照凯恩斯的观点，他认为政府应该干预社会收入再分配，通过增加社会保障开支，扩大政府支出来促进总需求，进一步使公共服务需求和公共服务提供相适应。20世纪20年代，福利经济学派的代表人物庇古在《福利经济学》一书中提出了"社会资源最优配置论"和"收入均等化"的理论，构建了较为完整的理论体系，这就标志着旧福利经济学开始形成。20世纪三四十年代，通过卡尔多、希克斯、伯格森等经济学家对庇古的福利经济理论进行的重要补充和修改，形成以帕累托最优为其核心思想的新福利经济学。20世纪40年代，英国贝弗里奇主张建立"福利国家"，也就是强调国家要通过强大的财政手段来保障国家福利以及全体国民福利的实现。20世纪50年代，福利经济学家阿罗、李特尔、阿马蒂亚·森等在吸收批判新福利经济学的基础上，进一步深入发展了新福利经济学，从而开创了后福利经济学时代。福利经济学研究的主要问题包括：如何进行资源配置以提高效率，如何进行收入分配以实现公平，如何进行集体选择以增

---

① 刘薇：《我国"基本公共服务"理论研究述评》，《经济研究参考》2010年第16期。

进社会福利等，这些研究都为实现基本公共服务均等化奠定了经济学基础。[1]

（二）旧福利经济学的主要思想

旧福利经济学的主要思想是以庇古为代表，他将马歇尔的边际效用价值论作为理论工具，首先对经济福利概念进行了阐述。按照他的观点，福利的实质是一种个人的意识状态，是一种对享受或满足的心理反应；福利包括社会福利和经济福利两种，而前者只有能够用货币衡量的部分才是经济福利。同时，他认为经济福利是由效用构成的，并且人性的本质就是追求最大满足即最大的效用；而社会全体成员个人的经济福利的总和才构成社会经济福利，社会经济福利越大，整个社会的满足程度也就会越高。为了摆脱社会贫困，实现社会经济福利最大化，庇古提出了两个基本论断，即个人实际收入的增加会使其满足程度增大；将富人的货币收入转移给穷人会增大社会总体满足程度。[2]

另外，庇古阐述了社会福利问题与国家干预收入分配问题二者之间的紧密联系，并提出了两个基本命题，即国民收入总量越大，社会经济福利就越大；国民收入分配越均等，社会经济福利也就越大。他认为，整个国民收入的数量以及国民收入在社会成员之间的分配情况在很大程度上决定了经济福利水平。因此，要增加国家整体社会经济福利，必须通过在生产方面增加全国国民收入总量，在收入分配方面就必须尽可能实现国民收入分配的均等化。基本公共服务是国民收入和社会经济福利的中介，通过政府向居民提供基本公共服务，可将国民收入转化为社会经济福利。国民收入越大，就意味着政府有能力为国民提供更大总量的基本公共服务，使得国家的社会经济福利总量也会变得越大。就这一层面而言，一个国家国民收入的增加或国家将国民收入用于基本公共服务的比例增加，在一定程度上都会增加社会经济福利。由于基本公共服务是国民收入的重要组成部分，均等化分配基本公共服务资源，将有利于实现国民收入分配的均等化，进而使社会经济福利总量增加，促进社会福利最大化的实现。可见，通过庇古两大命题，可以进一步推导出以下观点：一是国家提供的基本公

① 边旭东：《我国区域基本公共服务均等化研究》，博士学位论文，中央民族大学，2010年，第23页。

② 王志雄：《我国基本公共服务均等化研究》，博士学位论文，财政部财政科学研究所，2011年，第41—45页。

共服务总量越大，社会经济福利就越大；二是国家提供的基本公共服务分配越是均等化，社会经济福利也就越大，因此政府加大对基本公共服务的投入，并且促进区域基本公共服务均等化，有利于增加整个社会的经济福利。① 可见，旧福利经济学的这两个基本命题对有关公共服务均等化问题的研究提供了理论基石与依据。

最后，庇古主张兼顾效率与公平的思想，并且他认为国家应干预收入的分配。按照这种思想和观点，政府合理配置其所掌握的公共服务资源，尤其是在政府财政收入占 GDP 比例较高的时候，能够增进社会经济福利，促进社会福利最大化。② 在公共服务配置失当的情况下，政府可以通过增加公共服务支出在财政总支出中的比重，或是调整公共支出项目间的比例等，实现对公共服务资源配置的均等化，同时最大限度保障社会成员的经济福利。从这个意义上来看，庇古的这一思想和观点对我国实现基本公共卫生服务均等化提供了理论基础。

（三）新福利经济学的主要思想

新福利经济学丰富和完善了原来的福利经济学的方法与标准，主要运用"序数效用论"、"无差异曲线"、帕累托最优等方法来解释福利问题。从经济学的角度来说，帕累托最优是指资源分配的一种理想状态，这种福利状况也是最好的，在这种状态下，任何政策的改变都会带来福利的损失。③ 但是，帕累托最优标准存在以下缺陷：在一些人的福利状况得到改善而另一些人福利状况恶化时，无法判断社会总福利是增加还是减少；由于不关注资源分配的公平问题，所以无法衡量社会资源分配是否公平。为弥补帕累托最优标准的不足，新福利经济学家卡尔多于 1939 年提出了补偿原则来对此加以完善。

根据补偿原则的基本思想，一个国家的任何政策变动都会改变市场的价格，使得有人从中受益也有人从中受损，当前者状况的改善补偿了后者状况的恶化后且有剩余，就说明社会总福利增加了。按照这一补偿原则，

---

① 边旭东：《我国区域基本公共服务均等化研究》，博士学位论文，中央民族大学，2010年，第24页。

② 程岚：《实现我国基本公共服务均等化的公共财政研究》，博士学位论文，江西财经大学，2009年，第38页。

③ 王志雄：《我国基本公共服务均等化研究》，博士学位论文，财政部财政科学研究所，2011年，第41—45页。

政府应该制定相应的经济政策对这种情况进行调节，如征收个人所得税等，政府抽取受益者的一些利益用来补偿那些利益受损者。虽然这会损失受益者部分利益，但如果从整体角度看，受益者损失的利益小于得到的利益，那么就说明实施这项经济政策可以增进社会整体福利。可见，补偿原则的思想焦点是"社会整体福利"或"福利综合指标"，它在一定程度上兼顾了公平与效率，完善了帕累托最优标准的方法。

补偿原则不仅在理论上完善了帕累托最优标准，而且在现实中为基本公共服务均等化实现路径的选择提供了依据与启示。在经济发展过程中，一方面逐步提高政府用于公共服务的支出在财政总支出中所占的比例，虽然这可能会改变原有利益结构，但根据补偿原则，通过社会成员从公共服务增加中获得的满足或利益来补偿一部分既得利益的减少，最终确保社会福利的改善。另一方面则是为合理配置公共服务资源提供了理论依据。政府可以通过财政转移支付加以调整以消除地区间由地区资源禀赋、经济发展水平、人口环境等差距可能造成的基本公共服务提供不均等化现象，而由此导致的原有利益格局变化带来的部分社会成员利益的损失，政府可以通过提供更多的优惠政策对这些受损社会成员或地区进行补偿，如在经济受损地区提供税收优惠或产业倾斜政策，使这些经济发展加速，提高居民收入水平。使未满足的基本公共服务需求得到满足，同时也补偿了损失的社会效用，提高了整体社会福利水平。

伯格森、萨缪尔森、阿罗等通过对补偿原则的批判建立和发展了社会福利函数论。他们认为，尽管补偿原则兼顾了效率与公平，提供了有效配置资源的方向，但其原则并不是完全科学的，因为补偿是否恰当在事前是无法预测的，要在受益者感受以后才能确定，于是社会福利函数理论被提了出来。① 根据社会福利函数论者的观点，社会福利实际上反映的是个人福利对社会福利的影响，它具体要受到社会所有个人购买的商品和提供的要素以及其他有关变量的影响，并且它是这些变量的函数。同时，他们认为社会福利函数理论的实质是对平等、正义、福利等问题的重要性进行了强调。据此，社会福利函数理论作为基本公共服务均等化实践的重要借鉴在于兼顾了效率与公平。一方面，强调收入分配的合理化，要使社会福利

① 王志雄：《我国基本公共服务均等化研究》，博士学位论文，财政部财政科学研究所，2011年，第41—45页。

最大化，政府应当保证个人的自由选择，从基本公共服务均等化视角看，就是要提倡充分考虑个人需求的公共服务"相对均等化"，并不是完全的"平均分配"；另一方面，在实现社会福利最大化过程中，通过社会福利函数研究，有助于政府从多方面因素进行考量，在多项政策中选择最优的福利政策来提高整个社会的福利。然而，阿罗不可能证明符合相应条件的社会福利函数并不存在。但是，不可否认社会福利函数理论的基本思想仍然为我国推行基本公共服务均等化提供了理论依据。[①]

（四）后福利经济学的主要思想

国外对福利经济学的研究，自20世纪下半叶取得了重大进展。其中以1998年诺贝尔经济学奖获得者阿马蒂亚·森对福利经济学的研究尤为重要。他批判了以往的福利经济学，并在此基础上，开辟了探索福利经济学的新视角和新方法，促使人们对福利的认识更进一步。他将经济学与伦理学相结合，通过这种新颖的方法设计出新的福利指数。他指出，以往福利经济学所强调的是经济增长、财富、重物质利益、效率以及收入均等化，而他认为福利的实现要建立在个人能力的基础上，社会福利的提高已不仅只是效用的提高，更应该重视个人能力的培养和提高；同时，在衡量福利时还应该把以下这些因素都加以考虑，诸如食品、健康、房屋等。

后福利经济学体现出对人的重视，这为基本公共服务均等化的实现提供了着眼点。阿马蒂亚·森将经济伦理和道德哲学的视角结合起来论述了福利的内涵，从而极大地开阔了对福利的研究视野，并强调应该通过向社会和个体充分赋予社会权利，以有效培育和增进社会以及个人的可行能力。森认为，要培养和提高个人的能力，必须重视个人的生存与发展环境。因为个人生存与发展环境的改善会直接影响基本公共服务的供给与分配。随着这种福利内涵的演进，其展现的价值理念对我国的基本公共卫生服务均等化实践具有重要的启发意义。社会成员要获得提高个人能力的基本条件，最关键的就是应该享有基本的和大致均等的基本公共服务，这样才有可能实现整体社会福利最大化。因此，一方面，人们开始着重从各种不同的角度，如社会权利、可行能力、生活质量等角度深入研究社会福利问题，促使人们日益认识经济增长与人类发展相互支持的重要性和可能

---

① 郭正东：《完善公共财政体系，推进基本公共服务均等化》，《宁夏党校学报》2008年第6期。

性。另一方面，为给居民提供基本公共服务，社会必须建立保障居民基本生存和生活条件、提高居民的社会生活能力的机制，并且基本公共服务供给的主要内容应当是能够提高居民社会生活能力的最基础的公共服务。基本公共服务的分配应该大致均等化以保障每个公民最基本的生存和生活条件，避免一部分公民享受过剩，而另一部分公民享受不足。基本公共服务均等化的实践正是现实社会促进经济增长以及人类发展良性循环的桥梁，也是政府制度的保障。通过加强政府对公共服务领域的投入，可有效促进人的各项能力的提高，而人的各项能力的提高也能进一步促进经济的可持续增长，使社会整体福利有所增加。

二 公共产品理论

（一）公共产品理论的发展

20 世纪五六十年代之后，随着国外学术界对公共产品理论的研究着重于对政府职能和国家财政等有关"公共"问题的研究，公共产品理论已成为公共部门经济学的核心内容之一，同时也是公共财政学的重要理论基础。因此，要研究公共服务均等化问题，就必须以公共产品的基本理论作为铺垫。[①]

学术界对公共产品理论开创性的研究始于美国著名的经济学家保罗·萨缪尔森（Paul Samuelson）。1954 年，萨缪尔森发表了《公共支出的纯粹理论》，他在这一书中最初给出了公共产品的定义。按照他的观点，纯公共产品必须是由所有集团中的成员均等消费的产品，如果在这个集团中的任意一个成员可以得到一单位产品，那么该集团的每一个其他成员也必须可以得到一单位该产品；同时，他给出了另外一种说法，即公共品是指集体中任何一个人对某种物品的消费不会减少集体中的其他成员对这种物品的消费。[②] 因此，任何一种公共品以一定数量被生产出来或被提供，所有社会成员都可以对该种产品进行消费，这样公共产品的供给就可以提高社会福利，促使社会总福利和人均福利实现最大化。萨缪尔森对公共品的这一定义成为后来在经济学中的经典定义。萨缪尔森认为，产品应该分为两大类，也就是"私人消费品"（Private Consumption Goods）和"集体消

---

① 何莎莎：《农村基本公共卫生服务均等化问题研究》，博士学位论文，华中科技大学，2012 年，第 21 页。

② Samuelson, P. A., "The Pure Theory of Public Expenditure", *The Review of Economics and Statistics*, 1954, Vol. 36, No. 4, pp. 387 – 389.

费品"（Collective Consumption Goods）两大类。其中，私人消费品是指该产品的消费总量等于所有消费者的消费该产品的数量之和；集体消费品则是指每个人对此类产品的消费不会减少任何其他消费者的消费。随后，萨缪尔森在 1955 年发表了《公共支出理论的图式探讨》，按照他在这篇文章中强调的观点，他认为，应该用分析的方法定义集体消费产品，并正式用"公共消费品"一词代替"集体消费品"；同时，他还针对生产公共产品所需资源的最佳配置的特征进行了描述，有效解决了公共产品理论的一些核心问题。

1956 年，马斯葛雷夫认为，萨缪尔森在纯公共产品的定义上存在缺陷，因此，他在此基础上对纯公共产品的定义进行了进一步的完善。由马斯葛雷夫所著的《财政学原理》一书中，他首次提出了要通过产品消费上的非竞争性和非排他性的特征来区分公共产品和私人产品。按照他的这一思想，公共产品应是在市场失灵的情况下"非竞争性消费"的物品。并且，他指出非竞争性和非排他性是公共产品相互独立的两大基本特征，任何一种物品只要满足其一或两者兼具，就可以认为是公共产品。同年，蒂鲍特（C. M. Tiebout）在他发表的《一个地方支出的纯理论》论文中延伸了马斯葛雷夫的思想，率先对地区性公共产品与居住地选择之间的关系进行考察，开启了对于地方公共产品广泛讨论的大门，与"用脚投票"理论基本相近，他将地方公共产品问题指向这样一些公共产品，即居住在特定地区的人能享用该地区的公共产品，而同时个人也可以通过迁居的方式来实现消费其他公共产品，这为实现基本公共服务在地区间的均衡提供了理论指导，从而将公共产品理论开始向关于地方政府活动的新领域延展。

1965 年，布坎南的"俱乐部理论"拓宽了公共产品的概念，首次对准公共产品进行了讨论。他在《民主过程中的财政》一书中，通过对以往公共产品概念的排除，更为清晰地对公共产品进行了定义，即为了任何原因，而任何由集体或社会团体决定且通过集体组织提供的物品或劳务，都被定义为公共的。

1992 年，阿特金森和斯蒂格里茨等对萨缪尔森的定义也提出了质疑，他们认为萨缪尔森严格定义的公共产品是属于一种极端情况，严格意义上来说也就是纯公共产品。但极其少见存在于现实社会经济生活中有关纯公共产品的例子，而通常更一般的情况是，"有一种物品具有以下性质：当该物品的总支出不变时，某个人对该物品的消费的增加并不会使他人对其的消费以同量减少。为了更好地说明这种情况，他们举了以下例子：如果某人在一条很少使用的高速公路上行驶，则这条路对于其他人的利益只有轻微的减少。[①] 因此，他们认为，萨缪尔森的定义是一两个极端模型，而存在与这个模型极端的纯公共产品和纯私人产品中间的部分被他们描述为"非纯公共产品"或被称为"准公共产品"。[②]

（二）公共产品的基本特征

经济学家萨缪尔森首次基于公共产品的基本特征，从现代经济学意义上对"公共物品"和"私人物品"这两个概念进行了严格区分，并分别定义了这两个概念。他认为，将公共产品和私人物品区分开的主要特征，在于公共品具有消费的非竞争性和受益的非排他性这两个基本特征。

消费的非竞争性，是指某一个人或企业在对一种公共物品或服务进行消费时，不排斥也不妨碍其他人或其他企业对该种公共物品或服务的同时消费，也不会因此而减少其他人或其他企业对该种公共物品或服务的消费以及效用。可见，公共产品的"消费的非竞争性"特征的含义主要体现两方面内容：一是当增加一个人某种公共产品进行消费时，并不会导致该公共产品边际成本的增加，也就是没有产生社会边际成本；二是消费者在消费某一产品或服务时，所有消费者之间是互不干扰的，并且每个人都能够享受整个产品或服务，而不是该产品或服务的某一部分。

受益的非排他性，是指如果一种公共产品被提供之后，便会有众多受益消费者共同对该产品进行消费，没有任何一个家庭或个人可以被排除在消费该产品的过程之外，或者，如果要排除某人对该产品的消费，则需要付出的代价是无穷大的，则称该产品具有受益的非排他性。

随着学术界对公共产品概念的演进，按照产品是否符合非竞争性和非排他性的两个基本特征，学术界一般将产品分为纯公共产品、公共资源、俱乐部产品以及私人产品四类。由于处在公共产品和私人产品两个极端之间的部分，并且不同时具备"非竞争性"和"非排他性"两个条件，学者们将公共资源和俱乐部产品都称为准公共物品。可见，准公共物品存在"拥挤性"的特点，当对某一种物品的消费者数量突破了该物品的"拥挤

---

① 李阳：《公共产品概念和本质研究综述》，《生产力研究》2010 年第 4 期。
② 同上。

点"后，会产生该物品的边际成本，使得边际成本将不再是零，而是一个正值，也就说明对该物品每增加一个消费者，将减少原有消费者对该物品的效用。而同时满足"非竞争性"和"非排他性"这两个特征的物品，才被称为纯公共产品。纯公共产品显然与准公共物品存在差异，按照前面的分类，纯公共产品必须是以"不拥挤"为前提，而一旦发生拥挤，增加一个消费者会减少别人对该物品的消费效用，这样便会影响"纯公共产品"的性质。实际生活中，"拥挤程度"可由量变积累成质变，"非竞争性"的程度也会发生变化，这些非纯公共产品，便是"准公共产品"。按照以上对公共产品的定义，在公共产品的消费过程中会不可避免地出现"搭便车"的现象。另外，私人提供公共产品的动力不足，还必须依靠政府来提供。

（三）公共产品与公共服务均等化

在西方学术界中，公共经济学家普遍认为，由于公共品存在非竞争性，而这种性质又来源于公共品的不可分割性，因此他们通常都把公共品与均等化联系在一起；同时，所有消费者可以共同消费同一个公共产品，也是因为公共产品的不可分割性；每一个消费者均可从该产品中获得利益，并且在所有消费者之间不存在利益上的冲突，也就是说，每一个消费者在获利的同时并不妨碍他人从中获利。[①] 公共品的这种不可分割的性质也使得公共品不能按要素进行分配，更决定了公共品不能按劳动来分配，而唯一可行的公共品的分配方法就是按其内在的性质，实行排他成本最低的均等化分配。可见，公共产品理论为基本公共服务均等化提供了理论依据。

三 公共选择理论

（一）公共选择理论的起源

传统经济学政府供给论的观点在公共经济学主宰了一百多年。到 20 世纪 40 年代，公共选择理论在西方经济学界逐步产生并发展起来，这一状况才有所改观，并在 20 世纪五六十年代，公共选择理论的基本原理和理论框架开始形成。60 年代末以来，公共选择理论的学术影响迅速扩大。而现代公共选择理论起源于"公共选择理论之父"邓肯·布莱克（Ducan Black）。1948 年，邓肯·布莱克提出了一套后来成为中位选民理论（Median Voter Theory）的概念，并在 1958 年写下《委员会和选举理论》（*The*

[①] 解垩:《城乡卫生医疗服务均等化研究》，博士学位论文，山东大学，2009 年，第 13 页。

Theory of Committees and Elections）一书。

（二）公共选择理论的主要观点

公共选择理论（Public Choice Theory）是基于现代经济学的视角对民主立宪制政府中存在的各种问题进行分析的一种学科，即将市场决策的经济分析扩展到政治上的决策，传统上是属于政治学的范畴。公共选择理论的代表人物詹姆斯·布坎南（James M. Buchana）指出，公共选择理论所体现的主题和政治科学所强调的主题是一致的，诸如国家理论选举规则、选民行为、官僚体制、党派政治等。因此，为了避免传统上将政治制度置于经济分析之外的理论缺陷，应该有效运用经济学分析方法来对政治决策机制如何运作进行研究。

1948 年，保罗·萨缪尔森和威廉·诺德豪斯共同发表了《经济学》这一著作，他们一致认为，公共选择理论是一种旨在研究政府决策方式的经济学和政治学的结合。公共选择理论强调对不同选举机制运作的方式进行考察，并指出不存在一种理想的选举机制可以使社会上所有的个人偏好综合为整个社会的选择；研究了当国家干预并不能提高国家的经济效率或不能改善该国收入分配不公平时所产生的政府失灵；同时还研究了国家国会议员的短视，缺乏严格预算，为竞选提供资金所导致的政府失灵等问题。[①] 1962 年，詹姆斯·布坎南以及戈登·图洛克在两人共同发表的《赞同的计算》（*The Calculus of Consent*）一书中，两人分别通过使用不同的研究方式和概念对一个自由社会下的政治结构进行了深入探讨，但是两者在本质上都是源自对一个社会的经济架构进行研究的学科，因此该书被后来学术界视为是创立公共选择学派的里程碑。根据两人的观点，本书的研究主线在于：产生于政府在政策实践上与社会选择之间的冲突和原先理想中最佳状态的资源分配的落差，同时专注于用实证经济学的分析视角对现代立宪民主制政府的运作进行解读。詹姆斯·布坎南也指出，公共选择所代表的是国家政治上的观点，通过使用经济学家的工具和方法并大量应用于集体或非市场决策而产生的。丹尼斯·缪勒将公共选择理论概括为"非市场决策的经济学研究"。换句话说，他认为，公共选择理论应该是将经济学工具和分析方法应用于政治科学、公共政策、行政管理、法学等

---

① 王志雄：《我国基本公共服务均等化研究》，博士学位论文，财政部财政科学研究所，2011 年，第 41—45 页。

其他社会科学与政策的研究领域，因此公共选择理论也被西方学术界认为是最为名副其实的"政治经济学"，这一定义也常被西方学者引用。

根据该理论的观点，经济市场和政治市场这两个市场共同构成人类社会，而社会中的个人在社会活动中也主要是做出各种经济决策和各种政治决策。随后，该理论进一步认为，在经济市场和政治市场两种场合中的同一个人，如果被不同的动机所支配并在两种场合中追求不同的目标，这种行为是不可理解的，或者在逻辑上来说是自相矛盾的；同一个人没有理由在经济市场上追求自身利益的最大化，而在政治市场上则是选择利他主义的，自觉追求公共利益的最大化，这种存在于政治和经济市场这两不同场合间的截然对立的"善恶二元论"是不能成立的。因此，公共选择理论旨在推翻传统意义上的西方经济学在经济学和政治学之间竖起的隔墙，并试图重新把上述人在两个不同场合的行为这两个方面纳入一个统一的分析框架或理论模式，通过运用经济学的方法和基本假设对人的行为的这两个方面进行统一分析，从而创立使经济和政治市场二者融为一体的新政治经济学体系。①

（三）公共选择理论与基本公共服务均等化

公共选择理论被西方学术界认为是分析公共产品选择机制的有力工具，这一理论通过对如何改进公共选择规则的深入研究来提高决策的最终效果，并使基本公共服务均等化政策的实现达到最佳的效果。因此，为了实现基本公共服务均等化，需要借鉴公共选择理论的精髓，注重政策目标、政策工具与政策效果之间的整个传导体系中的机制设计问题。

根据公共选择理论中"经济人"假设的观点，政府及其官员是"经济人"，他们不但追求公共利益，而且都追求自己个人利益、地方利益以及以部门利益为代表的集团利益等。按照这种假设观点，为了使政府决策与公共利益保持一致，同时还能使政府决策也能符合公共利益最大化要求，就必须建立一套有效机制来约束和监督决策者。由公共选择理论提示可知，要保证公共利益的最大化就需要利用监督管理的机制约束政府"寻租"行为，而仅靠个人的思想觉悟和道德约束是很难实现的。在这种情况下，为约束政府行为来实现公共服务的均等化，可以采取合同管理方式，在一定

---

① 王志雄：《我国基本公共服务均等化研究》，博士学位论文，财政部财政科学研究所，2011 年，第 41—45 页。

程度上明确政府的权力和义务。另外，由于政府自身存在失灵，可能导致政府机构的低效率，此时为实现公共利益的最大化以及公共服务的均等化，在公私机构之间建立起竞争机制是最有效的措施。社会中的每一个成员都可以在诸如私人企业、社会中介组织、政府官僚机构等各种不同类型的组织中进行理性选择，这样便可促使这些不同类型的竞争组织通过合法途径生产和提供公共服务，从而促进公共服务的均等化。随着公共选择理论的发展，它为基本公共服务提供了另外一种新的选择机制，即政府可以通过"采购"的方式，也就相当于现在所说的"外包"的形式，向私人部门购买基本公共服务这一公共产品，不仅可以避免政府失灵，而且可以提高公共服务提供的效率和质量。最后，公共选择理论中提出的"特殊利益集团"理论，也为有效制定实现基本公共服务均等化政策目标提供了一个有益的视角。

四　新公共管理理论

（一）新公共管理理论的形成

自20世纪中叶以来，"福利国家"制度在西方发达资本主义国家普遍实行，这些国家试图主要依靠政府的作用来解决市场不足的问题。然而这种制度发展了多年，并没有实现预期的经济增长和社会满意度。到20世纪六七十年代，由于西方发达国家经济开始出现滞胀，政府的财政支出不断扩大而产生了高税收，加上政府提供给国民的公共服务无效率，导致整个社会开始对政府产生不满，最终迫使人们开始不断从政治上对"福利国家"的政策基础进行批判，也就是这些国家意识形态的变革。20世纪70年代末以来，英、美等西方发达资本主义国家都对政府管理掀起了一场大规模的以"3E"（Economy, Efficiency and Effectiveness）为宗旨的改革，引起了极大的社会反响。因此，新的并且区别于以往传统公共行政典范的公共管理模式正在出现。

20世纪90年代初，戴维·奥斯本（David Osborne）和特德·盖布勒（Ted Gaeble）积极倡导"重塑政府"运动，主张变革政府管理方式，并在发表的《改革政府》中提出了公共管理的新的模式。他们认为，"新公共管理"是一种单一的模式概念，并具体提出了关于"新公共管理"模式十大基本原则或基本内容。赫克歇尔（C. Heckscher）指出，随着政府管理制度的变革，政府管理中原来单向等级指挥关系被打破，政府开始建立互动交流及导向管理，并逐渐向"后官僚组织"转变。迈克尔·巴扎雷（Michael Barzelay）则认为，原来的公共管理过程中关注效率，实行

"自上而下"的控制，而新的公共管理摒弃了原来的官僚制，在管理过程开始逐渐注重公共服务的质量及顾客满意度，在控制过程中开始关注工作绩效以及组织成员的认同。英国著名的公共管理学家克里斯托弗·胡德（Christopher Hood）从新公共管理过程中总结了七条新公共管理的特征，其中一个尤为重要的特征就是在公共部门中通过引入竞争机制，促使公共服务实现市场化，进而可以降低政府的管理成本，提高各公共部门的服务质量。可见，西方资本主义国家的这一系列"新公共管理"的实践，促进了公共行政理论新范式的形成，即新公共管理理论。

（二）新公共管理理论的主要观点

新公共管理理论的主张者强调政府应该把实际的管理和具体操作一分为二，即政府应该只是在公共行政中制定政策，而并不是具体执行政策。戴维·奥斯本和特德·盖布勒说过，政府的角色应是"掌舵"而不是"划桨"。他们认为，传统政府由于忙于划桨而忘了掌舵才导致政府的低效，并做了许多舍本求末的事情。正如彼得·德鲁克曾经说过："任何想要把治理和实干大规模地联系在一起的做法只会严重削弱决策的能力。"因此，新公共管理理论的倡导者认为政府要实现掌舵，其主要途径可以通过重新塑造市场，也就是引入私人部门来提供服务，这样便可以打破政府垄断公共服务供给的困境。

新公共管理理论与传统的官僚制最大的区别就在于它把顾客至上看作全新的价值理念，也就是以顾客为导向，这在很大程度上改变了传统公共管理模式下的政府与公众二者之间的关系。在传统公共管理模式下，政府是"管治行政"，并是对下级部门不断发号施令的权威官僚机构；而在新的公共管理理论下，政府倡导以人为本，是"服务行政"，并且政府的行政主权以及行政行为都必须服务于"顾客"的满意度这一中心。在新公共管理中，公众是尊贵的"顾客"，而政府是负有社会责任感的"企业家"。所以作为"企业家"的政府，其首要任务就是要向公民提供高质量的公共产品或是公平、公正的公共服务，还应该不断提高经济资源的分配效率，可以通过将经济资源从生产效率较低的地方向效率较高的地方转移。因此，在对政府提供公共服务的效果进行评价时，应该以"顾客"的参与为主体，以公共服务的提供是否符合顾客的偏好为标准进行考核，这种顾客驱动政府的评价方式，可以促使政府不断提供全面优质和多样化的公共服务。

　　传统公共行政注重政府的行政干预并强调这种干预的扩张，与之不同的是，新公共管理主张广泛引入市场竞争机制于政府管理过程中，让政府的管理通过市场测试，让市场中更多的私营部门参与公共服务的供给过程，这种竞争机制的引入促使公共服务的供给者不断提高服务供给的质量和效率，并降低成本。同时也强调政府广泛采用私营部门成功的管理手段和经验，来降低成本提高效率。新公共管理理论还指出，政府应该从具体的执行事务中解除出来，需要彻底改变传统上所有的公共产品都由政府直接提供的模式，政府应注重行政决策而具体的执行事务应该是由市场进行解决；从政府的管理层面来看主要从政策和战略层次上进行管理，主张签约合同等市场化方案；开始强调绩效评估，根据组织或者个人的具体目标实行严明的绩效目标控制，将绩效目标和完成情况进行对比并进行测量和评估。

　　（三）新公共管理理论在政府提供基本公共服务中的使用

　　从新公共管理学的角度看，实现基本公共服务均等化并不是纯粹意义上的经济学问题，更不是公民对物质以及公共服务本身的追求，其实质应该归结为公民公共服务需求与供给的民权问题。政府在提供公共卫生服务时，应该以居民需求为中心，打破传统的"自上而下"的等级供给体系，实现基本公共服务供需的均衡化。

　　新公共管理理论对基本公共服务均等化有很大的适用性。以"顾客至上"的全新理念要求政府职能由服务型取代管理型政府，这种"顾客"为导向的意识便可促使政府对社会公众需求的不断回应，并以公众反馈回来的信息为依据，为公众提供多样化社会服务。基本公共服务的分散性、劳动密集型使得传统的单一政府供给模式难以有效提供，根据新公共管理理论，应当建立基本公共服务的多元供给模式，允许甚至鼓励私营部门或其他社会团体参与提供基本公共服务，减轻政府单一供给模式的负担及压力。基本公共服务属劳动密集型产业，其提供要增强竞争性，注重效率的提高，否则效率的降低将会造成巨大的社会资源和人力资源的浪费。理论中政府将市场竞争机制引入基本公共服务的供给中来，私营部门的参与会增强公共服务供给主体之间的竞争，促使供给主体不断提高公共服务的供给效率，并降低服务成本，最终实现社会整体收益的增加。

　　五　治理理论

　　（一）治理理论与多中心治理理论的形成

　　随着全球化进程的发展，当代公共决策的过程开始变得更加复杂化和动态化，人们发现新公共管理对此并不能进行有效解释。因此，人们对"治理"的关注开始不断发展。最早可以体现出人们对"治理"重视的两个实践运动分别是：20 世纪 80 年代初的"地方治理"和产生于 80 年代后期的"公司治理"运动。直到 20 世纪 90 年代，理论界将这些来源于实践的不同的概念整合成为一个更广泛的概念"公共治理"，它将各个单独的公共机构的公司治理与政策网络有效结合，通常这种治理涵括了公共部门的各个层级。

1995 年，全球治理委员会发布研究报告《我们的全球伙伴关系》，这一研究报告对治理概念做出了权威的界定，即"治理是各种公共的或私人的个人和机构管理其共同事务的诸多方式的总和"。① 1998 年，英国学者格里·斯托克（Gerry Stoker）对各国学者关于治理的概念进行了梳理，其中主要提出了五种比较有代表性意义的观点：一是治理可以看作一系列来自政府，但其主体并不局限于政府的社会公共机构以及行为者的复杂体系；二是从治理的实践过程中，对"任何涉及团体行为的社会公共机构相互之间存在着权力依赖"的观点进行了肯定；三是治理的最终结果是所有的参与者都将归结成一个自主的网络；四是治理意味着为有效解决来自社会和经济的各种问题，在积极探讨解决方案过程中可能存在责任和界限方面的不确定性；五是治理意味着要将公共事务控制和引导做得更好的唯一途径并不仅仅是完全依靠政府的行政权力及其发号施令或运用权威，还存在其他更有效的管理方法和技术。

从学者对治理的观点中可以发现，不管从什么角度去理解，公共服务供给主体的多中心始终是治理理论的核心观点和本质特征。2000 年，迈克尔·麦金尼斯指出，对于每一公民来说，都存在有许多个各不相同的公共服务产业，并不仅仅只是由"一个"政府服务，也就是强调了公共服务供给主体的多样性。2003 年，奥斯特罗姆夫妇主张"多中心"治理理论，他们认为，这种治理模式的意义在于强调了所有参与者之间的互动过程和能动创立治理规则以及治理形态，它体现的是利他主义的思想，并通过合作、竞争和冲突解决治理过程中的问题。② 至此，在公共管理领域中

---

① 联合国全球治理委员会：《我们的全球伙伴关系》，牛津大学出版社 1995 年版，第 2—3 页。

② 孙建军：《我国基本公共服务均等化供给政策研究》，博士学位论文，浙江大学，2011 年，第 26 页。

以奥斯特罗姆夫妇为核心代表的学者们开创了一种新的理论，也就是"多中心治理理论"。

（二）治理理论的主要观点

治理理论以公共服务的供给主体为研究出发点，它不同于传统"单中心提供模式"的行政管理方式，认为公共服务的供给主体应该是由三个各自具有不同社会职能的部门构成，即政府部门、企业部门和非营利部门，并对提供公共服务的途径进行了分析。可见，多中心与治理两者之间密不可分。但值得注意的是，多中心治理与多元化供给二者是有很大区别的。多中心治理旨在通过允许多个权益或服务中心提供公共服务，以实现自主治理，而多元化供给模式是不一定能够实现供给主体的多中心。治理理论中供给主体的"多种选择"原则，有利于减少"搭便车"现象，促使合理决策的产生。多中心治理打破了传统行政管理"单中心提供模式"，一方面，政府不再是唯一公共服务或产品的提供者，非营利组织同样也可以发挥作用；另一方面，在市场经济条件下，私人部门可在一定程度上有效缓解政府在提供公共服务时出现"寻租"的失灵现象。所以，公共产品和公共服务应当由政府和私人一起提供，同时政府应当把原来由它独立提供的部分责任转移给私人和非营利组织，以便进一步改进公共服务的质量，提高公共部门的运作效率。

在基本公共服务事业发展过程中，政府垄断或是过度市场化都是错误的抉择，正确的选择是依靠政府和市场的有机结合来实现基本公共服务均等化。

第三节 国内外文献综述

一 国外文献

在国外学术界，几乎没有"基本公共服务均等化"提法，更没有专门地针对"基本公共卫生服务均等化"问题进行探讨与研究。但是，国外涉及公共服务的相关理论却相当丰富，在很早之前就有关于"公共服务均等化"的研究与讨论，并且"公共服务均等化"的理念与理论都已经成为许多发达市场经济国家的基本施政纲领。研究国外公共服务理论的起源与发展脉络、相关概念的界定、公共服务均等化的实证研究以及实现公共服务均等化的途径，可以从中获得一些有益的经验和启示，对我国基本公共卫生服务均等化的实现提供理论依据和实践指导具有很关键性的意义。

（一）相关概念

1. 关于公共服务

公共服务概念最早源自德国社会理论家阿道夫·瓦格纳（Adolf Wagner）提出的观点。19 世纪后半叶，在日益工业化和城市化的资本主义经济发展过程中，他大力主张财政的社会政策作用，同时也强调政府有责任为公众扩大和增强社会文化及福利，这不仅是政府的主要职责，更是政府成立的目的。[①] 1912 年，法国公法学者莱昂·狄骥明确定义了"公共服务"的概念，他指出："任何因其与社会团结的实现与促进密不可分，而必须由政府来加以规范和控制的活动，就是一项公共服务，它最鲜明的特征是在实践过程中除非依靠政府干预，否则便不能得到保障。"[②] 1954 年，新古典综合学派代表保罗·萨缪尔森发表论文《公共支出的纯理论》，在这一文中他首次从"公共产品"的特征出发对"公共产品"概念进行了明确界定，他指出公共产品的特征是任何人消费这种物品不会导致他人对该物品消费的减少。[③] 20 世纪 80 年代，公共行政学派代表人物埃利诺·奥斯特罗姆指出：公共服务是指政府等公共权力以服务方式而提供的公益物品。他认为公共服务具有三个明显的特点：（1）公共服务具有共用性与非排他性；（2）公共服务具有不可分性；（3）公共服务具有不可衡量性。同时，奥斯特罗姆指出，正是因为公共服务具有这三个特性，所以公共服务生产绩效并不能用市场价格来进行衡量，要求以排他和自愿交易为基础的市场机制一般不能提供此类物品与服务。[④]

2. 公共卫生

社会公共卫生活动随着社会经济的不断发展而不断变化，人们对公共

---

① 国家发展改革委宏观经济研究院课题组：《促进我国的基本公共服务均等化》，《宏观经济研究》2008 年第 5 期。

② 丁焕峰、曾宝富：《基本公共服务均等化研究综述》，《华南理工大学学报》2010 年第 5 期。

③ ［美］莱斯特·M. 萨拉蒙等：《全国公民社会——非营利部门视界》，社会科学文献出版社 2002 年版，第 5 页。

④ 王志雄：《我国基本公共服务均等化研究》，博士学位论文，财政部财政科学研究所，2011 年，第 41—45 页。

卫生的认识也随着时间不断变化和发展，不同时期、不同社会、不同人群对公共卫生内涵和外延界定和理解均不相同。学术界对于公共卫生的定义并没有统一的说法，许多学者对公共卫生给出自己不同的理解，下面主要梳理了对公共卫生有重要影响的定义。

关于"公共卫生"的概念，最早是由美国耶鲁大学教授温斯洛（Winslow）提出的。1920年，温斯洛以保护社会成员健康的视角，并基于公共卫生的本质、工作范围以及公共卫生的目的出发，他强调指出："公共卫生是一门预防疾病、延长寿命、促进健康的科学和艺术；它旨在确保每一个社会成员维持健康的生活标准，实现其与生俱来的健康和长寿权利，而具体的做法可以通过有组织的社会努力，对环境卫生进行改善，控制人群中传染病，教育人们不断改善个人卫生习惯，并组织医护人员对疾病作出早期诊断，提供治疗服务，并建立社会体制"。[1] 此定义后被世界卫生组织采纳，并一直沿用至今。艾奇逊（Acheson，1988）对公共卫生的理解也提出了与温斯洛类似的观点，认为公共卫生既是一门科学，又是一门艺术，通过社会有组织的努力可以预防疾病、延长社会成员寿命和促进他们的健康。[2] 可见，两者都强调了社会参与和公共卫生的目的。英国的杰夫里·维克斯（Geoffrey Vickers）则从疾病、科学、社会价值观三者间相互影响关系角度重新定义公共卫生的概念，主要从科学和社会价值观之间动态的关系的角度，分析在不同时间和环境的条件下社会对各种健康问题做出不同反应。[3] 1986年第一届国际健康促进大会首次提出了新公共卫生的概念，并指出，"公共卫生是在政府领导下，在社会的水平上，预防并保护社会成员远离疾病和促进社会成员健康生活的所有活动"；同时这次大会也强调："生态公共卫生是以往公共卫生新的更深层次的延伸，它认为社会成员的身心以及整个社会的安好取决于环境、社会经济、文化政治和个人因素的共同作用，因而生态公共卫生是更具有整体性的。"可见，新公共卫生强调政府在公共卫生事业中的核心地位，同时也

---

① 刘雪峰、王月强：《〈基本卫生保健法〉的立法探讨》，《中国卫生法制》2009年第6期。
② 陈丽：《落实基本公共卫生服务均等化策略研究》，博士学位论文，华中科技大学，2012年，第17页。
③ 陈丽：《落实基本公共卫生服务均等化策略研究》，博士学位论文，华中科技大学，2012年，第17页。

更为重视社会科学对促进社会成员健康生活的作用。[①]

综合国外学者的以上观点，可知国际上对公共卫生的定义存在一些共识，比如：每个定义都对社会社区力量进行了不同程度的强调，而大部分定义将公共卫生与预防疾病、延长寿命和促进健康这三点关联。

3. 基本公共卫生服务

在国外学术界，对基本公共卫生服务的研究没有形成明确、统一的概念，专家学者们主要以基本公共卫生服务的功能及其所包含的服务类别为出发点，对基本公共卫生服务的概念主要形成有以下几种观点。

公共卫生一直是世界卫生组织（WHO）关注的焦点之一。而基本公共卫生服务的概念发端于 1978 年的《阿拉木图宣言》，该文中提到了"初级卫生保健"，以"人人享有健康"为目标，并对基本卫生服务分配的公平和均等进行了强调。[②]

1993 年，世界银行在《1993 年世界发展报告》中提出了基本公共卫生服务或临床服务包的概念，同时还列出基本公共卫生服务所包括的具体内容，主要是指"一揽子"的基本预防和医疗服务，具体包括：（1）计划免疫；（2）以学校为基础的医疗卫生服务；（3）计划生育和营养的信息及某些服务；（4）对减少烟草和降低乙醇消耗的计划；（5）采取行为调控和信息服务以改善社会居民环境；（6）防治艾滋病。[③] 英美等国家专业机构于 1995 年通过研究认为，基本公共卫生服务应该包括：监测与分析居民健康、调查和处理疾病暴发流行和突发公共卫生事件、建立并管理或实施疾病预防和健康促进项目、提高公共卫生服务质量和效率等十项。[④]

1997 年，WHO 对"基本公共卫生"的功能和内涵进行了研究与分析，并于 1998 年，对"基本公共卫生功能的框架"的具体内容进行了确定，主要包括以下八项相关服务：（1）社会成员健康状况监测；（2）预

---

① Forestland, L., Bjomdal, A., "The Potential for Research – based Information in Public Health: Identifying Unrecognized Information Needs". *BMC Public Health*, Vol. 1, No. 1, January 2001.

② 金铭：《宁夏三县区基本公共卫生服务均等化实施现状及效果研究》，硕士学位论文，山东大学，2013 年。

③ 世界银行编：《1993 年世界发展报告》，中国财政经济出版社 1993 年版。

④ 罗乐宣：《国内外基本卫生服务包的研究及其对制定社区公共卫生服务的启示》，《中国医学》2008 年第 12 期。

防、监测和控制各种传染性和非传染性疾病；（3）社会成员健康促进；
（4）公共卫生立法和管理；（5）对弱势人群和高危人群的个人特殊卫生
服务；（6）职业卫生；（7）环境保护；（8）特定公共卫生服务。[①]

据世界银行2004年的调查研究报告，公共卫生包括一般性公共卫生
服务和基本公共卫生两个类别。基本公共卫生职责包括公共卫生研究、疾
病监测、监测评估、劳动力发展、执法监督、健康教育、卫生政策发展等
纯公共卫生产品，而一般性的公共卫生服务是指计划免疫、计划生育信息
服务等具有准公共产品特征的基本公共卫生服务。[②]

综合比较上述学者关于基本公共卫生服务概念可以得知，在国外，基
本公共卫生服务的内容和项目随着经济以及社会的发展，其涉及的范围在
不断调整和扩大，对不断促进社会成员健康有很大意义。

4. 基本公共卫生服务均等化

均等化思想最早源于西方，但对于"公共服务均等化"，尤其是"基
本公共卫生服务均等化"，西方学者并没有进行系统而直接的研究。在对
国际相关文献检索中可以看出，国外学者很少在理论上明确提到"基本
公共卫生服务均等化"的概念，但是，推行并实践"公共服务均等化"
已成为众多发达国家政府实施的政策与措施。国外学术界关于"公共服
务均等化"的研究并不多，对公共服务均等化研究主要集中在财政均等
化上，而对财政均等化研究又主要是建立在公共产品理论和财政分权理论
基础之上，所以国外学术界基于这种视角而提出了各自对于"公共服务
均等化"的理解。

亚当·斯密（1776）首先明确指出：公平地为社会成员提供公共服
务是国家的义务与责任，而这个"公平"就蕴含了均等化的含义。布坎
南（1950）强调"效率与公平兼顾"的思想，他认为，国家的财政政策
应致力于使任何一个处于平等地位的社会成员都能够得到平等的财政对
待。萨缪尔森（1954）在对"纯公共产品"的定义中认为，它是所有社
会成员都有权利均等消费的物品，也体现了均等化的思想。约翰·格拉汉
（1963）则认为，为确保实现公共服务均等化，其中有效的措施是进一步

①　罗乐宣：《国内外基本卫生服务包的研究及其对制定社区公共卫生服务的启示》，《中国
科医学》2008年第12期。
②　陈丽、姚岚：《落实基本公共卫生服务均等化策略研究分析》，《医学与社会》2012年第
6期。

为社会成员设定尽可能高的公共服务的最低基本标准，而国家可以通过均衡性转移支付来实现。豪斯曼（Hausmann，1980）和韦斯布罗德（Weisbrod，1986）观点相似，他们都认为可以引入非营利的第三方部门参与公共物品的生产与提供过程，这样可以使公共物品提供的公平性与效率性的结合实现最优，这一实践过程就暗含了公共产品均等化的含义。格劳坦德·斯蒂文斯（Groutand Stevens，2003）也认为，政府在提供公共服务过程中要有"兼顾效率与社会公平"的思想意识，而这个"社会公平"就蕴含公共服务均等化的内涵。哈特（Hart，2004）指出，澳大利亚的财政转移支付制度就是推行财政均等化的原则，在这种制度原则下的拨款支付具有公开客观性。而艾伦·莫里斯（2005）在此基础上进一步指出，澳大利亚旨在实现财政能力均衡，在考虑标准预算、各州具体收支基础等多种因素情况下，通过无条件的补助实现。纳格尔（Nagel，2006）认为，在一些发达国家，如美国、加拿大等国在教育、失业、看病、养老和住房等方面基本上已经实现了均等化。

综上所述，国外学者几乎没有明确提出"基本公共卫生服务均等化"的概念。虽然在公共服务均等化实践过程中，西方各国出于对不同因素的考虑，对基本公共服务均等化的程度、目标及实现模式等都是存在差异的，但是这些理论研究对西方国家的均等化实践具有很大的推动作用。

（二）国外关于公共卫生服务均等化的实证研究

1. 不均等化或差异化现象

国外不少学者从宏观与微观两个角度分别对"公共服务不均等"现象进行了实证研究和分析。迈克尔·李普顿（Michael Lipton，1968）指出，20世纪50年代以来，多数发展中国家的公共品和公共服务更加倾向于城市，因此在他针对印度的发展计划中提出了"城市偏好"这一定义。格兰德（Grand，1982）针对"谁在使用公共服务"这一问题，指出公共服务差异存在的普遍性，并研究了英国公共服务在各利益集团的分配情况，得到的结论是：职业型家庭、顾主和经理们享受的公共保健和教育服务多于他们在相关人群中所占的比例；中产阶级相对于穷人而言享受更多的国家养老金、国民保健服务和个人社会服务。Sahn Younger（2000）从微观角度分析公共服务归宿，详细描述了公共服务分布的差异性。Slukhai（2003）分析了俄罗斯、罗马尼亚和乌克兰三个国家的财力差异，在结合这三个国家各自的财政体制的基础上指出如何运用财政平衡机制对这种差异进行治理。世界银行（2004）指出，基本公共服务不均具有普遍性。Kai – yuenTsui（2005）详细测量了中国地区间城乡公共服务水平的差异，并且指出这种差异还在扩大。Bert Hofman 和 Susana Cordeiro Gurra（2005）指出，中国、印度尼西亚、菲律宾和越南不同地区间财力的巨大差距导致了地方政府提供公共服务的巨大差异。Vande Walle（2005）、OECD（2006）指出了公共服务分配不均等会造成严重后果。Bhattacharya Lakdawalla（2006）则详细分析了公共教育服务和公共医疗服务配置的不公平性。

以上研究表明，公共服务的不均等化或差异化现象在世界范围普遍存在，而且也成为世界各国学术界探讨的一个热点问题。世界各国都应重视这个问题，从已有的实证研究中总结问题的原因，并找出解决问题的途径。

2. 不均等或差异化的原因

至于公共服务不均等化或差异化产生的原因，根据国外学者具有代表性的观点，可以分为以下几个层面。

（1）政府层面。马斯格雷夫和罗斯托指出政府作为公共服务的提供方，在不同经济发展阶段，政府角色的定位和发挥作用的强度不同导致公共服务的不均等。迈克尔·李普顿（1977）则深入分析了造成这种"城市偏向"的途径：

一是基于价格偏向，政府通过补贴和高估汇率，扭曲了正常的价格机制，造成了工农产品之间出现"剪刀差"；二是支出偏向，政府在教育、医疗、道路等公共服务的分配上更多倾向于城市和城镇居民。而特里奇（Rich W. Tresch, 1981）通过运用数理模型从理论上分析指出，中央政府比地方政府更加远离居民，导致中央政府对居民公共服务的消费偏好认知存在一定的偏差，并且可能把自己的偏好强加于全民头上，使得最终提供的公共服务量偏离最优水平。美国学者汤玛斯·伯尼斯顿（2006）从研究我国农村行政管理和公共服务财政问题出发，指出，从第一个五年计划开始，我国政府权力机构为推进工业化而牺牲农业，并在农村与城市推行不同的医疗、教育和最低生活保障政策，政府主要将公共服务投向城市，另外各级政府在资金使用上的不当，所有这些是产生城乡差距与城乡公共服务不均等的重要原因。①

---

① 赵富城：《昆明市城乡基本公共服务均等化研究》，硕士学位论文，昆明理工大学，2010年，第6页。

（2）基于权力因素。迈克尔·李普顿（1977）认为，城市与农村拥有权力存在较大差别，城市地区往往拥有更为强大的权力且掌控大部分的政治组织和说客，因而，更多的公共资源往往被投向于城市公路建设，而不是急需资金的农村农田水利设施上，这阻碍了发展中国家的发展进程导致了不公平，如果农村地区可以拥有更强大的权力，那么他们可以减少赋税，享受更多公共服务与资源，这样可以缩小城乡差距。同时，Moore（1993）也同样强调了权力因素的作用，指出城乡公共服务的差异至少部分源于城市精英的影响和游说的力量。

（3）财政及税收层面。Wildasin（1958）和 Keenand Marehand 等（1997）的研究成果表明，财政竞争的结果并不总是带来公共服务的供给效率的提高，也可能导致地方的福利损失和公共服务供给能力的减弱。彼德·杰克逊（1999）指出，各州的政治决策和税收收入对公共服务均等化的实现有很大影响，联邦政府不仅要统一各州的基本性支出，同时任何对于教育、卫生和社会保障的支出标准都应在公民中表现一致。

（4）出于对成本的考虑，针对公共服务的城市化倾斜趋势，Arnottand Gersovitz（1986）指出，城乡间提供公共服务的成本存在较大差异特别是教育、医疗和电力等是导致公共服务不均等化的主要原因，农村地区经济相对落后、基础设施差，农村地区提供公共服务花费相对而言高很多。

（5）信息因素。Sumn Majunmdar、Anandi Mani 和 Sharun Mukan（2004）通过建立一个包括信息因素在内的分析框架指出，信息可以使居民充分了解公共服务的产出以及政府提供公共服务的能力，并强调掌握信息的程度对公共服务提供水平存在影响。他们认为，相对而言，城市居民拥有更高的财富水平和教育水平，更容易接触媒体以及更多地被媒体关注，他们在获取和利用信息方面拥有较大优势，这往往使政府（特别是成立不久或政治上不成熟的政府）在配置公共资源时向城市地区倾斜。

综合以上国外学者对公共服务不均等化或是存在差异化原因的代表性观点中可以发现，公共服务不均等化或差异化的现象在不发达国家表现得尤为明显。无论在资源、发展阶段差异、制度缺陷等原因层面，还是在财力差异等供给层面，不均等化都表现为持续性存在、阶段性差异、伴生性表现等特点。

3. 趋势

在国外学者对公共卫生服务均等化的研究中可以总结得出两个关于公共服务均等化的新趋势。以 Peter、Miguel（1999）为代表的一种观点认为：公共卫生服务的能力主要是指促进健康和防止疾病服务的水平，影响医疗保障的进程和结果，改善与人类生活质量相关的社会环境因素。这一观点是他们通过对美国密西西州的农村医疗卫生服务状况的调查基础上得出的。就这个角度而言，作者把公共卫生服务更多地看成是一种把基本公共卫生服务和整个人类社会环境联系起来的手段，而不仅仅是与疾病、住院等简单的关系。以 Linda Degutis（2008）为代表的观点则认为，做好公共卫生服务是我们所能做的一项义务，目的在于为那些因为种族、文化、性别、地域或者经济状况而不能得到公共卫生服务的人们提供开放的机会，从而使世界变得更美好。就本书而言，笔者更多地把目光放在不同的种族、文化、性别和地域的人们所获得的公共卫生服务，而不再只是停留在经济地位上处于弱势的群体。

4. 公共服务均等化途径

国外学者对实现公共服务均等化研究所提出的解决方案，可以概括为两个层面：一是财政制度层面，主要是从财政转移支付制度的角度提出实现公共服务均等化的措施；二是公共服务供给模式层面，即"由谁来提供公共服务"，具体从政府、非政府以及多元化提供三个角度来总结实现均等化途径。

（1）财政制度层面。大多数国外学者主张通过建立科学的财政制度（主要是财政转移支付制度）促进基本公共服务均等化的供给。Toshihiro等认为，必须对地方政府财政支出结构的变化进行动态分析，进而调整中央政府转移支付系统的运作。罗森菲尔德（Rosenfeld）认为，德国通过以公共服务为重心的财政转移支付制度，基本上实现了公共服务均等化。斯蒂芬（Stephen）则通过对比美国和加拿大基本公共服务项目种类，重点分析两国财政转移支付制度以及两国地区间基本公共服务均等化的效果。而邦兹（Bonds）指出，加拿大通过均等化财政支付的实施，有效促进了全国公共服务的均等化。哈特（2004）认为，澳大利亚以财政均等化原则进行财政转移支付，联邦拨款委员会拨款时严格按照收入能力和支出需求测算，比较客观、公正地对各州的支出需求和收入能力进行了评估，进而实现财政均等化目标。沙安文（2005，2006）对目前世界范围内财政转移支付（尤其是均等化转移支付）主要做法做了总结，并且以制度经济学为视角分析和评价了评估均等化转移支付制度。他还指出，发展中国家由于没有清晰的均衡标准而导致"转移支付依赖症"。Monisilan（2006）认为，政府财政转移支付和提供公共服务的层面越高，支持力度越大。[①]

（2）供给模式层面。根据现有国外文献，从公共服务的供给主体看，可以通过政府提供、非政府提供、多元化提供和联合提供等方式实现公共服务的供给。而多数派学者支持一开始就由政府来提供公共服务这一观点。20世纪90年代早期有些学者指出，公共服务社会需求增长的同时公共部门的规模日益扩大了；萨缪尔森在1954年指出，公共服务之所以必须由政府来提供最重要的原因在于市场失灵。然而，Mascarenhas几乎同时指出，政府部门的日益膨胀使得其所提供的公共服务质量开始下滑，各个服务机构效率变得低下，而且政府缺乏处理市场变化的能力问题逐渐显现。斯蒂格利茨指出，为了防止单一由政府部门提供公共服务造成的不良后果，政府在宏观控制公共服务的过程中，可以通过授予经营权、签订合同等手段，委托私人部门提供和生产，这实际上明确了政府管理公共服务的两个途径，即宏观控制和委托—代理。[②]

对于政府提供公共服务效率低下的问题，学者们开始探索另一条解决途径，即公共服务由"第三部门"（非政府部门）来提供。20世纪80年代以来，全球掀起了一场规模浩大的"第三部门运动"，即所谓的"结社革命"，成千上万的第三部门组织在传统公共行政活动领域发挥越来越积极的作用。美国学者莱斯特·M.萨拉蒙认为，所谓第三部门，是指非政府、非市场的民间领域，主要由非政府和非营利机构组成，是一种不同于政府控制或市场营利组织的社会自组织的治理结构。[③] 针对市场和政府双重失灵引发的两难困境，豪斯曼认为，在公共服务供给实践中，通过非营利的第三方部门生产公共物品遏制生产者的欺诈行为；比斯利（Beesley）等的研究表明，为了提高公共服务的供给效率并更好地保护消费者的利益

---

① T. Prosser, *The Limits of Competition Law*: *Markets and Public Services.* Oxford: Oxford University Press, 2005, p. 262.

② ［美］约瑟夫·E. 斯蒂格利茨：《社会主义向何处去——经济体制转型的理论与证据》，吉林人民出版社1998年版。

③ 孙建军：《我国基本公共服务均等化供给政策研究》，博士学位论文，浙江大学，2011年，第26页。

我们可以引入私人竞争；同时公共服务由私人部门或非政府组织提供，有利于缓解地方政府资金的不足，并且一般公众都参与到公共服务的提供中来可以起到监督作用，减少政府部门在公共服务中的腐败行为，有利于义务性服务网络的出现，提高政府官员"不作为"的道德成本，从而可以对政府官员不作为起到约束作用。韦斯布罗德指出，"第三部门"的出现主要是因为市场失灵和政府公共物品供给不足，"第三部门"是一支独立的第三方力量，它不但可以有效防范政府与私营部门对公众利益的侵害，而且可以促进公共物品提供上实现公平与效率的最优结合。但是，厄恩斯特（Ernst）指出，私有化的公共服务也存在一个弊端，即提供机构经常会因为追求经济利益而忽视其应该承担的社会责任。基于各自的弊端和优点，丹尼斯·埃普尔等（Dennis Epple et al.）认为，公共服务应该由政府与私人部门共同提供，而且根据多数人投票评定的服务质量来确定公共服务的提供方式。①

公共服务多元化的观点是一种中庸方法，因为这种方法不但可以有效解决政府在提供公共产品和公共服务过程中效率不高的问题，而且可以遏制私人部门唯利是图。Wuthnow 提出由政府、市场、志愿部门三个部门共同提供公共物品模式，这三个部门有各自的特点，政府拥有强制性权力，市场则以非强制性原则来运作，志愿部门是以"志愿主义"的原则来指导活动。如果公共服务由三个部门共同参与供给，便可以充分发挥各自的优势，扬长避短。② 20 世纪 90 年代，雷蒙特（Reymont）创立了公共部门与私营部门的合作供给公共物品的 PPP 模型（Public – Private – Partner ship），公共物品与服务的任何安排都由公共和私营部门共同参与，是一种介于完全由政府提供和完全由私人部门提供之间的合作伙伴模式，如国有企业、服务外包等方式。阿里亚斯（Arias，2005）提出政府可通过与其他所有相关部门通力合作来结束公共卫生之间的鸿沟，因为公共卫生服务的不均衡关系到的不仅仅是公共卫生服务本身，而且还与政府的大多数部门相关联。埃莉诺·奥斯特罗姆强调，传统的单一政府提供的方式应该被多样化提供方式所取代。多样化的提供方式意味着公共服务可以通过政府以

---

① D. Epple and R. Romano, "Ends against the Middle: Determining Public Service Provision When There Are Private Alternatives". *Journal of Public Economics*, Vol. 62, No. 3, November1996, pp. 297 – 325.

② Kieron Walsh, *Public Services and Market Machanism*. London: Macmillan Press Ltd. , 1995, p. 284.

外的其他主体提供，政府可以采取多种不同方式提供不同属性的公共物品。这种观点，实际上是引入多元主体竞争来刺激市场机制的调节作用，却往往忽略了政府主导背后的恶性竞争的问题，因此，如何运用多元主体的竞争是关键。①

二　国内文献

（一）关于基本公共卫生服务均等化的内涵

1. 均等化含义

伴随 2006 年"公共服务均等化"研究的兴起，对"均等化"内涵的理解也各有千秋。目前，我国学者对"均等化"概念的理解，主要有以下几个方面。

从获得均等化机会以及结果层面进行分析，安体富、任强（2007）指出"均等"的内容应该包括以下两个方面：一是社会居民所获得的公共服务的机会是均等的；二是居民享受公共服务的最终结果是均等的，社会中的任何一位公民无论住在什么地方，城市或乡村，都应该享受到公共服务数量和质量上大体相等的待遇，并且相比较之下，结果均等更重要。② 沈楠（2008）认为，"均等化"的前提条件是国家必须承认不同地区、不同城乡以及不同的人群是有差别的，但国家必须要保障所有国民都有权利享有一定标准之上的基本公共卫生服务，其实质是强调"底线均等"。③ 管永昊（2009）提出，"均等化"的核心在于为社会每个成员提供大致平等的竞争机会。④ 从需求角度考虑，刘新建和刘彦超（2007）认为，对于涉及生存问题的基本公共服务应侧重强调结果的平等，涉及发展问题的基本公共服务应重视权利的平等，涉及享受的基本公共服务应注重竞争条件下一定程度的平等。⑤ 从价值形态角度分析，钱凯（2007）认为，"均等"是指向社会所有居民提供的公共服务在使用价值形态上水平

① ［美］约瑟夫·E. 斯蒂格利茨：《社会主义向何处去——经济体制转型的理论与证据》，吉林人民出版社 1998 年版。

② 安体富、任强：《公共服务均等化：理论、问题与对策》，《财贸经济》2007 年第 8 期。

③ 沈楠：《从均等化角度探析公共卫生支出结构问题》，《社会与政治》2008 年第 1 期。

④ 管永昊：《基本公共服务均等化视角的地方税体系研究》，《地方财政研究》2009 年第 2 期。

⑤ 刘新建、刘彦超：《论城乡公共服务供给平等与和谐社会建设》，《燕山大学学报》（哲学社会科学版）2007 年第 1 期。

是大致相同的。^①从时空动态的视角来分析，于香情、李国健（2009）认为，"均等化"的具体内涵要以时间和区域为依据，在不同时间段以及区域间内，基本公共服务成本是具有差异性的。^②从公平理念的角度出发，荆丽梅、徐海霞等（2009）认为，"均等化"强调的是公平理念，更是这种理念在公共服务领域的具体体现。^③

另外，其他学者也比较全面地概括了均等化的含义，如曹静晖（2011）认为，均等化至少可以从三方面来理解：一是一致性的底线需求，基本公共服务的层次和范畴决定了政府应当向社会全体成员提供大致均等的底线需求服务；二是地域上的相对均衡性，可以在全国实现基本公共服务大体一致性的底线需求基础上，允许各地根据当地实际情况对基本公共服务均衡化存在基准、范围和程度上的差异；三是渐进的均衡化，逐步实现较高程度的均衡化。^④刘亚图（2013）将均等化的概念主要总结为以下三个层面：第一，"均等化"具有地域性，即要以当地实际情况为依据，具体来说，包括城乡之间、区域之间和不同群体之间的均等化。第二，"均等化"含义包括各种不同的层面，诸如机会均等、过程均等、结果均等、机会均等，其中，机会均等意味着全体社会公民获得基本公共服务的机会应该大体均等，包括充足的财政实力作保障和公平有效的制度部署；结果均等的均等化是为了实现全体社会公民享有基本公共服务的结果最终大体相等，主要体现在公共服务的覆盖率以及社会公民的满意程度上面；过程均等即尊重社会成员的选择权。第三，均等化有层次性，包括最低标准、中等标准和最高标准三个层次。^⑤

综合上述多数学者的观点，笔者认为，"基本公共卫生服务均等化"中的均等化内涵可以从以下几个方面来把握：首先，明确均等化是个相对的概念，而不是绝对的概念，其会随着时间的推移，经济社会发展的程

---

① 钱凯：《我国公共服务均等化问题研讨综述》，《经济研究参考》2007年第42期。

② 于香情、李国健：《基本公共服务均等化必然性分析与对策研究》，《东岳论丛》2009年第20期。

③ 荆丽梅、徐海霞、刘宝等：《国内公共卫生服务均等化的理论探讨及研究现状》，《中国卫生政策研究》2009年第6期。

④ 曹静晖：《基本公共服务均等化的制度障碍及实现路径》，《华中科技大学学报》（社会科学版）2011年第1期。

⑤ 刘亚图：《中国基本公共卫生服务政策及实证研究以——以山东为例》，硕士学位论文，山东大学，2013年，第21页。

度，不同阶段具有不同的内涵，同时允许在合理范围内有一定差异存在。其次，均等化并不是要求完全相等，其还包含着均衡的意思，并且这种均衡是允许渐进完成的，通过渐进调节平衡，最终实现大体相等，而不是绝对相等。最后，均等化是动态性、阶段性逐步发展的。在现有的经济社会条件下，在承认区域、城乡、人群之间是存在差别的前提下，保障所有社会公民享有一定程度的基本公共卫生服务，实现最低标准的"底线均等"，这是最有可能也是最容易实现的。在此基础上，政府要努力缩小城乡之间的差距，尽力实现地域上的"机会均等"并满足所有公民不同层次的公共卫生服务的自由选择权；最后实现结果的大体均等。[①]

2. 基本公共服务含义

国内学者对于"基本公共服务"的概念的认识大体一致，但也存在一定的分歧，在判断"一项公共服务是否属于基本公共服务"的标准上有所差异，即对"基本公共服务所包含的范围的大小划分"不尽一致。

从基本公共服务所包含的内容范围大小定义，有些学者定义比较宽泛，如常修泽等（2007）认为，基本公共服务均等化的内容应涉及四方面：一是关于社会就业服务以及对公民的基本社会保障等"基本民生性服务"；二是关于国家义务教育、社会公共卫生等基本医疗以及社会公共文化等"公共事业性服务"；三是关于公益性基础设施和生态环境保护等"公共基础性服务"；四是涉及生产安全、消费安全、社会安全以及国防安全等"公共安全性服务"。[②] 与常修泽观点类似，陈海威（2007）认为，基本公共服务包括四方面：一是最基本的是底线生存服务，主要涉及就业服务、社会保障、社会福利和社会救助；二是公众发展服务，主要包括公共卫生和基本医疗、义务教育、公共文化体育；三是基本环境服务：包括居住服务、公共交通、公共通信、公用设施和环境保护；四是公共安全服务：包括食品药品安全、消费安全、社会治安和国防安全等领域。[③] 有些学者定义的范围要狭窄一些，如根据迟福林（2008）的观点，他认为，基本公共服务的内容涉及义务教育、基础卫生医疗、就业和社会保障。[④]

---

① 林巧珠：《福建省基本公共卫生服务均等化现状、存在问题及发展对策研究》，硕士学位论文，福建医科大学，2010 年，第 71 页。

② 常修泽：《逐步实现基本公共服务均等化》，《人民日报》2007 年 1 月 31 日第 9 版。

③ 陈海威：《中国基本公共服务体系研究》，《科学社会主义》2007 年第 3 期。

④ 迟福林：《城乡基本公共服务均等化与城乡一体化》，《农村工作通讯》2008 年第 24 期。

从基本公共服务的对象来定义，吕炜（2008）、王伟同（2008）指出，分析基本公共服务的前提是把握以下要点：一是"基本"，即所探讨的公共服务必须能体现民众生存与发展方面的内容，也就是要保障民众最为基本的公共服务需求；二是"公共"，即提供给民众的公共服务应该都是具有"公共产品"的属性；三是"基本"的内涵应该根据我国经济发展阶段和政府财政能力的变化而做出相应的调整；四是分析存在于我国当前社会发展过程中的主要问题和矛盾。① 基于以上四点，吕炜、王伟同认为，基本公共服务涉及的领域应该包括：对社会失业人员和贫困人员的保障与救济、对适龄儿童提供免费的基础性教育、为老年人提供养老保障及免费的公共医疗卫生服务、为民众提供基本公共文化等。②

从服务对象的需求定义，项继权（2008）指出，公共服务应该分为"基本公共服务"和"非基本公共服务"两种，其划分依据是民众对公共服务需求的公益性程度及其实现这种需求满足中对政府依赖程度的差异。③ 从提供基本公共服务的主体层面，按照吴三通（2009）对基本公共服务的定义，基本公共服务要以我国所处的经济及社会发展阶段为前提，政府通过利用可支配公共资源，以使全体社会公民最集中、最迫切和最低水平得到满足的公共需求。④ 柏良泽（2009）认为，基本公共服务是政府为民众提供的一种普适性公共服务，是公民个体基本生存和发展的必要条件，它属于公共服务的基础层次。⑤ 同时，曹静晖（2011）认为，基本公共服务是政府为满足社会全体公民的基本需求和维护全体公民的基本权利而必须承担的基本责任，是公共服务当中最基础和最核心的部分，涉及的范围有教育、医疗、就业、保健、环保等。⑥

---

① 吕炜、王伟同：《我国基本公共服务提供均等化问题研究——基于公共需求与政府能力视角的分析》，《经济研究参考》2008 年第 34 期。

② 同上。

③ 项继权：《基本公共服务均等化：政策目标与制度保障》，《华中师范大学学报》（人文社会科学版）2008 年第 1 期。

④ 吴三通：《基本公共服务均等化：简要评估及制度建议：基于财政支出的视角》，《湖南社会主义学院学报》2009 年第 2 期。

⑤ 柏良泽：《中国基本公共服务均等化的路径和策略》，《中国浦东干部学院学报》2009 年第 1 期。

⑥ 曹静晖：《基本公共服务均等化的制度障碍及实现路径》，《华中科技大学学报》（社会科学版）2011 年第 1 期。

3. 基本公共卫生服务含义

对我国基本卫生服务的探索可追溯到 20 世纪 60 年代，但关于基本公共卫生服务的理论研究较晚。国内学者在对基本公共服务的理解也没有形成统一的认识。

从基本公共卫生服务划分领域来定义，其中路冠军（2007）认为，公共卫生是社会公民健康保障的基础性工程，并且他以医疗卫生服务的特性为划分依据，将公共卫生服务划分为基本公共卫生、基本医疗服务和非基本医疗服务三大类，其中涉及基本公共卫生服务领域的有：重大传染病的防治、妇幼保健、卫生监督、健康教育以及重大公共卫生事件的处理等。① 按照孙逊、张寓景等（2009）的观点，国内基本卫生服务一般可以分为预防保健服务、准公共卫生服务以及基本医疗服务。② 基于权利和内容，冯显威（2009）认为，以保障公民的健康权为出发点，意味着人人享有相同的权利，基于服务的内容，基本公共卫生服务则是根据公民的需求以及政府的财政承受能力来确定的。③ 从职能角度出发，兰迎春等（2009）认为，基本公共卫生服务应是具有公共产品特性的，它可以分为一般公共卫生服务和基本公共卫生职能两类。④ 从需求考虑的前提条件入手，刘钟明、徐盛鑫等（2009）以基本公共卫生服务均等化财政保障机制为出发点，认为要根据政府财力状况建立与之相适应的基本公共卫生服务项目，并且这一过程需要满足以下条件：一是明确地方各级财政都有能力承担需要由其承担补偿职能的服务项目；二是省级财政转移支付比例应该与当地开展公共服务的实际成本相适应。⑤ 赵红等（2010）认为，基本公共卫生服务所涉及内容是由我国现阶段经济及社会发展水平、居民健康需求以及政府财政承受能力共同决定的，实质上是基本公共卫生服务供给、需求以及外界环境之间相互作用的一种均衡。⑥ 与之类似，蒲川（2010）指

① 路冠军：《均等化取向下的农村公共卫生服务体系构建》，《农村经济》2007 年第 11 期。
② 孙逊、张寓景、汤明新等：《基本卫生服务均等化界定、评价及衡量方法》，《卫生软科学》2009 年第 4 期。
③ 冯显威：《促进基本公共卫生服务均等化政策分析》，《医学与社会》2009 年第 7 期。
④ 兰迎春、王敏、王德国：《基本卫生服务均等化的伦理思考》，《中国医学伦理学》2009 年第 1 期。
⑤ 刘钟明、徐盛鑫、徐芸等：《浙江省基本公共卫生服务均等化财政保障体制机制研究》，《卫生经济研究》2009 年第 4 期。
⑥ 赵红、王小合、高建民等：《基本公共卫生服务均等化研究综述》，《中国卫生事业管理》2010 年第 11 期。

出，基本公共卫生服务的内容具有动态性。也就是说，基本公共卫生服务的确定是随着社会居民的健康需求和政府的财政承受能力的变动而不断调整的，同时他认为我国现阶段所涉及的范围主要包括计划免疫、妇幼保健、院前急救、采供血以及传染病、慢性病、地方病的预防控制等。[①]

4. 基本公共卫生服务均等化含义

在我国要深入了解"基本公共卫生服务均等化"的概念可以先从"基本公共服务均等化"的概念着手，其中国内学者对"基本公共服务均等化"的含义具有代表性的观点有：按照唐钧（2006）的观点，所谓基本公共服务均等化是指政府该在基本公共服务领域尽可能地满足全国人民享有同样的权利或是基本物质需求，国家必须提供保障或满足人民的基本权利包括生存权、健康权、居住权、受教育权、工作权和资产形成权，同时政府有责任要确保这些基本公民权利的实现。[②] 常修泽等（2007）认为，基本公共服务均等化是指全体公民不仅都有均等的机会享有基本公共服务，且都享有大体相等的结果，另外在政府提供大致均等的基本公共服务的过程中，政府必须尊重公民的自由选择权。[③] 邱霈恩等（2007）认为，从基本公共服务均等化提供的准则来看，它是指政府根据不同发展阶段为社会公众提供不同标准的、基本的、最终大致均等的公共物品或公共服务。[④]

基于对"基本公共服务均等化"内涵的理解与认识，国内学者从不同角度对"基本公共卫生服务均等化"的含义进行了定义。江明融（2008）指出，"公共卫生服务均等化"在国内是由"公共服务均等化"的概念演化形成的，他认为，所谓公共服务均等化是指政府及其公共财政要为任何个体之间或是组织之间提供大体均等的公共产品或服务。[⑤] 沈楠（2008）认为，基本公共卫生服务均等化是实现和谐社会建设的一项重要目标，它是指政府要为社会公众提供与社会经济发展相适应、能够保障其

---

① 蒲川：《促进基本公共卫生服务均等化的实施策略研究——以重庆市为例》，《软科学》2010 年第 5 期。

② 唐钧：《公共服务均等化：保障 6 种基本权利》，《时事报告》2006 年第 6 期。

③ 常修泽：《中国现阶段基本公共服务均等化研究》，《中共天津市委党校学报》2007 年第 2 期。

④ 邱霈恩：《基本公共服务均等化理论与政策研究公共》，《管理高层论坛》2007 年第 1 期。

⑤ 江明融：《公共服务均等化问题研究》，厦门大学，博士学位论文，2007 年，第 34 页。

生存和发展基本的、最终结果大致均等的公共卫生和医疗服务。① 庄琴（2009）以实践的视角，通过对上海市嘉定区公共卫生服务均等化的研究与分析，认为公共卫生服务均等化所蕴含的内涵包括：全体社会公民享受公共卫生资源的机会均等，每个公民接受公共卫生服务的权益平等，公共卫生服务提供者的服务水平相对平衡。② 于凤华等（2009）认为，基本公共卫生服务均等化是指政府在不损失效率的前提下，必须遵循公平、公正的原则，依据发展水平为全体公民提供不同标准的、基本的、大体均等的公共卫生和基本医疗服务。③ 刘琼莲（2009）认为，基本公共卫生服务均等化的内涵体现的是"底线"均等，是政府必须尽量为全体公民提供大致均等的物质与非物质医疗卫生方面的基本公共服务。④ 胡善联（2010）提出，政府应该免费或主要由政府向社会公众提供公共卫生服务，公共卫生服务均等化的实现也就体现了卫生服务的公平性。⑤ 按照刘薇（2010）的观点，基本公共服务均等化的思想允许基本公共服务存在社会可承受的范围内的差距，在我国，其最终目标是要政府所提供的基本而有保障的公共产品或服务实现在个体与个体之间的均等，城乡之间的均等以及地区之间的均等。⑥ 蒲川（2010）从两个不同角度对基本公共卫生服务均等化进行了理解：从健康权益看，任何社会成员享有服务的权利是相同的；从卫生服务的内容角度看，要以公众健康需求和政府财政承受能力为依据，存在两种类型的公共卫生服务，即面向全体居民的公共卫生服务和面向不同群体的公共卫生服务，他指出"均等化"并不意味着任何一个社会成员都必须得到完全相同、没有任何差异的基本公共卫生服务。⑦ 邢聪艳（2011）认为，基本公共卫生服务均等化是指任何社会公民，无论其是否存在性别、年龄、种族、居住地、职业、收入水平等差异，都能平等地获

---

① 沈楠：《从均等化角度探析公共卫生支出结构问题》，《中国商界》2008 年第 1 期。
② 庄琴：《上海市嘉定区公共卫生服务均等化实践与探索》，《中国公共卫生管理》2009 年第 3 期。
③ 于凤华、孙经杰、刘瑾等：《公共财政框架下基本公共卫生均等化探讨》，《中网卫生资源》2009 年第 3 期。
④ 刘琼莲：《论基本公共卫生服务均等化及其判断标准》，《学习论坛》2009 年第 9 期。
⑤ 胡善联：《新医改开了个好头》，《中国卫生》2010 年第 2 期。
⑥ 刘薇：《我国"基本公共服务"理论研究述评》，《经济研究参考》2010 年第 16 期。
⑦ 蒲川：《促进基本公共卫生服务均等化的实施策略研究——以重庆市为例》，《软科学》2010 年第 5 期。

得基本的、覆盖面广的公共卫生服务。[1]

综上所述，国内多数学者基于不同角度对"基本公共卫生服务均等化"进行了分析与理解，虽然对于基本公共卫生服务所涉及内容存在一定分歧，但也在这些研究中取得了一些共识：首先，比较认同基本公共卫生服务是由政府主导的，其实践活动也是政府的职能和职责的体现；其次，都大致认为，基本公共卫生服务均等化具有动态性，所涉及的内容将伴随我国社会经济水平的逐步发展而不断得到丰富和扩展。综合国内已有研究，笔者认为，基本公共卫生服务项目内容的深化和扩展应该由我国社会经济发展状况、政府财政承受能力以及民众健康需求共同决定，体现的是一个强调"底线均等"的动态发展过程；基本公共卫生服务均等化的均衡不是一蹴而就的过程，而是循序渐进的过程，最初阶段可能是公共卫生服务低水平的保底，然后逐步上升提高到中等水平，最后达到提高全民健康需求水平的目的；基本公共卫生服务均等化实现的最终衡量标准不应追求数字上的大体相等，而是民众对公共卫生服务的满意度、民众综合素质的普遍提高以及社会的和谐程度。

（二）关于基本公共卫生服务均等化面临的问题

国内学者通过对基本公共卫生服务均等化实践过程的深入研究，总结了有关基本公共卫生服务均等化所面临的问题，主要概括为以下几个方面。

1. 基本公共卫生服务评价指标

基于政府考核价值的视角，于小千（2008）认为，公共服务评价考核指标是增强公共服务供给能力，落实公共责任机制，提高公共服务质量，改善公共服务绩效的重要手段。[2] 按照杨宜勇、刘永涛（2008）的观点，要建立涉及公共卫生和基本医疗服务均等化的科学而有效的指标体系已成为各省际均等化衡量的难点之一。[3] 许淑萍（2010）认为，我国公共卫生服务的供给标准建设的实质是对公共服务质和量的规定，但是目前国

---

[1]　邢聪艳：《均等化视角下 FZ 市城市社区基本公共卫生服务建设与发展对策研究》，福建医科大学，2011年。

[2]　于小千：《公共服务绩效考核理论探索与实践经验》，北京理工大学出版社 2008 年版，第74页。

[3]　杨宜勇、刘永涛：《我国省际公共卫生和基本医疗服务均等化问题研究》，《经济与管理研究》2008 年第 5 期。

内对其供给标准还没有形成统一明确的界定。① 朱晓丽（2011）指出，我国尚未建立完善的绩效考核机制，针对机构的绩效考核指标不够细化，缺乏适宜的评分标准，导致绩效考核难以真正落实，最终影响用于公共卫生事业财政资金的使用效率和卫生服务质量的提高。② 根据曹静晖（2011）的观点，现行的政府绩效评价指标体系没有对指标权重进行恰当的分配，指标建设偏离了目前我国城乡非均衡化、区域非均衡化和社会群体非均衡化的基本国情，导致政府评价指标在实践运用中出现了扭曲和变形，进而使政府绩效无法得到客观评价。③

总体来看，国内对基本公共卫生服务均等化评价指标体系的研究还比较薄弱，实践过程中也尚未形成科学、系统、权威的指标评价体系，因此对其评价指标体系建设还有待于进一步探究。

2. 城乡二元结构

很多学者认为，"城乡二元结构"是阻碍我国城乡基本公共卫生服务均等化的最大障碍。包括以下代表性观点：刘金伟（2006）认为，造成城乡卫生医疗服务不均等的原因之一是"城乡二元卫生体制"，在城乡"二元"经济社会体制的宏观背景下，我国卫生事业也表现出很强的"二元"特征，政府在城乡卫生事业中采取"重城轻乡"的不同对待和政策，这是导致我国城乡卫生差距的总根源。④ 项继权（2009）认为，我国一直存在比较严重的非均等性或非均衡性的基本公共服务，由于我国基本公共服务仍实行"城乡二元化体制"，城乡公共服务的水平差距或非均衡性尤为突出。⑤ 和立道（2009）认为，国家制度层面的问题是导致我国公共卫生供给出现城乡巨大差距的真正原因，其中主要影响因素由我国的发展战略导致了二元经济社会结构的形成，公共卫生

① 许淑萍：《论现阶段中国政府公共服务的供给标准建设》，《学习与探索》2010 年第 1 期。

② 朱晓锡等：《基本公共卫生服务均等化实施过程中的主要问题分析》，《中国社会医学杂志》2011 年第 2 期。

③ 曹静晖：《基本公共服务均等化的制度障碍及实现路径》，《华中科技大学学报》2011 年第 1 期。

④ 刘金伟：《城乡基本公共卫生服务的现实差距及其"均等化"对策》，《消费导刊》2009 年第 21 期。

⑤ 项继权：《我国基本公共服务均等化的战略选择》，《社会主义研究》2009 年第 1 期。

服务自身供给机制存在的问题，国家的财税分配体制上存在缺陷等因素。[①] 朱晓丽等（2011）指出，"城乡二元结构"导致城市和农村不仅在经济发展水平上，在公共服务等方面均存在显著差异，具体表现在两个方面：其一，在城市开展的卫生服务项目的数量明显高于农村；其二，在农村比在城市实施基本公共卫生服务项目的时间明显存在滞后现象。[②] 按照陈丽等（2011）的观点，我国政府长期按照"城乡二元结构"和"二元公共服务"政策对社会进行管理，对城乡基本公共卫生服务的提供实行分而治之的政策，导致在公共卫生服务提供水平上存在很大差距。[③] 徐增辉（2012）指出，经济和社会资源的匮乏使我国选择了"先城市后农村"的二元经济社会政策，在这种政策思想引导下，国家不断提取农业剩余以支持我国城市发展与建设，使我国城乡之间的卫生服务事业的发展差距不断加大。[④]

笔者认为，由于我国从新中国成立之初就推行"先工业后农业"或是"以农补工"的非均衡发展模式，导致国内城乡分割的二元经济结构至今仍然比较明显。这种制度安排制约了基本公共卫生服务为代表的公共服务均等化的进展。目前国内城乡之间、东中西部地区之间的经济发展水平和公共财政承受能力差距仍在不断扩大，在一定程度上直接导致不同人群和地区之间在公共卫生服务的可及性和服务水平上差距日益明显。可见，传统的"城乡二元结构"体制制约并阻碍了我国基本公共卫生服务均等化的实现。

3. 政府公共财政投入

安体富（2007）认为，我国政府在公共卫生事业上的投入明显不足，导致公共产品出现缺位现象，与世界平均投入水平相比显著偏低，仅处在中下等收入国家和低收入国家二者之间。[⑤] 沈楠（2008）基于"均等化"的角度，并通过深入探析和研究国家公共财政支出结构，阐述了我国存在三方面关于国家公共卫生支出结构性问题：一是国内公共卫生支出总体规

① 和立道：《我国公共卫生服务供给均等化现状分析》，《石家庄经济学院学报》2009 年第 4 期。

② 朱晓丽、代涛、王芳等：《基本公共卫生服务均等化实施过程中的主要问题分析》，《中国社会医学杂志》2011 年第 2 期。

③ 陈丽、姚岚、舒展：《中国基本公共卫生服务均等化现状、问题及对策》，《中国公共卫生》2012 年第 2 期。

④ 徐增辉：《制约城乡基本公共服务均等化的深层原因》，《经济纵横》2012 年第 2 期。

⑤ 安体富、任强：《公共服务均等化：理论、问题与对策》，《财贸经济》2007 年第 8 期。

模不足；二是各地区间支出结构不平衡；三是城乡间支出分配不均等。① 于凤华等（2009）认为，政府没有承担其主要责任；政府卫生支出没有更多向弱势群体倾斜是政府卫生投入过低、卫生资源配置非均等化的原因。② 按照朱晓丽等（2011）的观点，地方补助标准差距仍比较严重，目前还存在部分地区将原计划配套用于公共卫生服务的经费缩减，导致其配套资金不能完全到位，从而达不到基本公共卫生服务补偿的标准。③ 王晓霞等（2012）指出，国家在开展公共卫生事业中注重对基层卫生机构下放事权，而忽视了相应的财权，导致基层卫生机构缺乏承担一些基本公共卫生项目的财政能力，从而影响其卫生事业的开展，尤其一些乡镇卫生院的基本公共卫生事业很难得到财力保障。④

总体来说，我国政府对基本公共卫生服务的投入不足，投入的标准局限在按人口平均补助。为促进我国基本公共服务均等化的实现，应该加大对基本公共卫生服务的投入，尤其是农村地区基本公共设施以及基本公共服务的投入，逐渐缩小城乡差距；可以按每个项目划分投入标准，确保投入资金的合理运用，促进基本公共卫生服务实现均等化。

（三）关于实现基本公共卫生服务均等化的制度安排及路径选择

1. 政府财政转移支付

朱明熙（2007）指出，我国要实现公共卫生服务均等化，其根本上的取决因素包括：国家社会经济发展实力、政府财力及其公共财政的制度安排；对于优化中央地方关系，加大转移支付均衡地方财力来实现均等化，理论界已基本达成共识，分歧主要在于转移支付模式。⑤ 于香情、李国健（2007）主张国家通过实行纵横结合的转移支付模式，以促进我国不同级政府之间和地区之间财力的相对均衡的实现。⑥ 沈楠（2008）通过

---

① 沈楠：《从均等化角度探析公共卫生支出结构问题》，《社会与政治》2008 年第 1 期。

② 于凤华等：《公共财政框架下基本公共卫生均等化探讨》，《中网卫生资源》2009 年第 3 期。

③ 朱晓丽、代涛、王芳等：《基本公共卫生服务均等化实施过程中的主要问题分析》，《中国社会医学杂志》2011 年第 2 期。

④ 王晓霞、孟宪民、徐娜：《农村基本公共卫生服务均等化政策实施中的瓶颈问题》，《行政管理改革》2012 年第 1 期。

⑤ 刘新建、刘彦超：《论城乡公共服务供给平等与和谐社会建设》，《燕山大学学报》（哲学社会科学版）2007 年第 1 期。

⑥ 于香情、李国健：《基本公共服务均等化必然性分析与对策研究》，《中南财经政法大学学报》2009 年第 2 期。

对我国公共卫生支出结构中存在问题的分析，认为国家对财政支出结构应适当加以调整，不仅要重视加大对公共医疗卫生领域的财政投入，同时还需要加大一般性转移支付力度，促进基本公共卫生事业均衡发展。[①] 肖文涛（2008）提出，完善公共财政政策不仅要解决基本公共服务财政供给不足问题，而且应不断克服财政供给不平衡问题。[②] 根据杨宜勇等（2008）的观点，加强并完善财政转移支付制度是有效地促进我国公共卫生和基本医疗服务均等化的途径之一，国家应充分发挥均等化财政转移支付的作用，进一步改善公共卫生的补助数量以及分配结构等，提高基本公共卫生均等化绩效。[③] 管永昊（2009）基于地方税体系和地方收入是转移支付的前提与基础这一视角，强调地方税体系不健全是难以针对各地财政转移支付的真实需要进行衡量的，转移支付的效果也将大打折扣。[④] 罗鸣令和储德银（2009）更强调对基层地区的保障，主张国家中央财政加强对医疗卫生的支出，同时通过加强一般性转移支付的有力措施将更多的财政资金转移到贫困地区以及社会各类弱势群体，以增强国家各地区基层财政的保障能力。[⑤] 和立道（2009）在对我国公共卫生服务供给均等化现状总结与分析中指出，国家应提高中央到省一级的一般性财政转移支付的比重，还应建立省到市、县一级适当项目以专项转移支付形式向下一级政府拨付。[⑥] 丁元竹（2009）从影响财政支出的主客观因素分析，认为国家对中央、省级及省级以下的各级财政分担应在实践过程中逐渐加重对影响基本公共服务资金中各级分担财政支出比例的客观因素比重，而不断淡化人为主观因素影响各级财政分配的权重。[⑦] 王伟、任苒（2010）认为，我国

---

① 沈楠：《从均等化角度探析公共卫生支出结构问题》，《社会与政治》2008 年第 1 期。

② 肖文涛：《基本公共服务均等化：共享改革发展成果的关键》，《科学社会主义》2008 年第 5 期。

③ 杨宜勇、刘永涛：《我国省际公共卫生和基本医疗服务均等化问题研究》，《经济与管理研究》2008 年第 5 期。

④ 管永昊：《基本公共服务均等化视角的地方税体系研究》，《地方财政研究》2009 年第 4 期。

⑤ 罗鸣令、储德银：《基本公共医疗卫生服务均等化的约束条件与公共财政支出》，《中国卫生政策研究》2011 年第 11 期。

⑥ 和立道：《我国公共卫生服务供给均等化现状分析》，《石家庄经济学院学报》2009 年第 4 期。

⑦ 丁元竹：《促进基本公共服务均等化的对策》，《学习时报》，http：//theory. people. com. cn/GB/49154/49156/6895014. html，2008 年 2 月 19 日。

应借鉴国际经验，并结合我国自身实际情况不断改善我国基本公共卫生服务的财政支付能力，财政能力均等化的实现对我国基本公共服务均等化的实现至关重要，所以应提倡在国内将财政从拥有较高人均收入地区向较低人均收入的地区、较低人均需求的地区向较高人均需求的地区进行转移支付。① 曹静晖（2011）强调，要健全财政转移支付制度，防止各地区发展中出现失衡，为此，中央政府要加大对老、少、边、穷等地区的转移支付力度；取消不利于实现均等化的税收返还制度；提高有利于促进均等化的一般性转移支付的规模和比例。② 樊立华等（2011）提倡在我国推出以均等化要求为立法宗旨的财政转移支付法律，认为我国要不断采取强有力手段，促使转移支付制度建设的规范性，同时要建立健全转移支付制度的监管体系并把对转移支付监督纳入法制轨道，在法律保障下有效保证基层受惠，促进全国各地区均衡发展。③ 陈丽（2012）认为，规范政府间转移支付制度，调整转移支付结构，提高一般性财力补助的比重，缩小地方财政能力差异；规范政府间财政转移支付的分配方法和依据，在基本公共卫生服务等普惠性投入方面，考虑地方财政收入水平的同时，兼顾人口负担，设定相对合理的分配公式，使之制度化和透明化；不断强化我国转移支付资金的监督与管理，对基本公共卫生服务实行经费专项支付、专项管理，确保转移支付资金的合理使用。④

我国基本公共卫生服务由政府主导，政府要基于其财政承受能力和居民的健康需求，深化和扩展基本公共卫生服务，并且建立与实际情况相适宜的财政转移支付方式。根据我国现阶段地区之间、城乡之间存在较大差距，发挥一般性转移支付和专项转移支付的优点，建立合理完善的转移支付制度，逐步缩小地区、城乡之间的差距。

2. 政府财政投入

近几年，国内学者综合以往对促进基本公共卫生服务均等化的途径的

---

① 王伟、任苒：《基本公共卫生服务均等化的内涵与实施策略》，《管理改革评论》2010 年第 6 期。

② 曹静晖：《基本公共服务均等化的制度障碍及实现路径》，《华中科技大学学报》（社会科学版）2011 年第 1 期。

③ 樊立华、段孝建、于玺文等：《城乡基本公共卫生服务均等化存在问题与政策设计》，《中国公共卫生管理》2011 年第 3 期。

④ 陈丽：《落实基本公共卫生服务均等化策略研究》，博士学位论文，华中科技大学，2012 年，第 17 页。

研究，普遍认为加大政府财力投入是实现基本公共卫生服务均等化的关键性措施。根据徐淑杰（2010）的观点，能否使我国公共卫生服务均等化实践工作顺利开展，财政投入是关键性保障，因此国家要加大各级政府公共卫生的投入力度，同时为提高资金的使用效率必须建立健全、科学、合理、规范的财政投入保障机制。① 王伟、任苒（2010）认为，现阶段我国居民的健康状况与城乡及各地区间的经济发展水平有很大关系，国家要改善基本公共卫生服务的差异，对欠发达地区必须投入更多财政资金，各级政府也应加大对公共卫生的投入力度，同时不断完善政府对专业公共卫生、城乡基层医疗卫生机构、基本公共卫生经费、重大疾病防控与国家免疫规划等的投入机制，使基本公共卫生服务覆盖全体居民。② 王惠（2011）认为，增加财力、人力才能保证公共卫生服务的质量，财政投入也要适时调整，各地政府应该以当地区的财政承受能力为依据，在原来的服务项目基础上增加基本公共卫生服务内容，增强广大医疗工作者的积极性。③ 樊立华等（2011）认为，政府应该加大投入比重，卫生费用由个人支付还是由政府支付，绝不是钱从左口袋拿还是从右口袋拿的问题。按照他的观点，在个人承担医疗卫生费用的情况下，其是否能获取必要的医疗保健服务取决于其收入和财富的分配，在政府承担医疗卫生费用情况中，任何人都有权利享受最基本的医疗卫生服务，从而促使我国全民健康水平的提高。④ 陈丽（2012）指出，要正确认识当前我国基本公共卫生资源投入不足的现状，优化公共财政支出结构，切实加大公共卫生经费投入，尤其是针对农村公共卫生服务。⑤

3. 建立完善的绩效考核评价机制

蒲川（2010）强调我国应该建立健全基本公共卫生服务的绩效考核制度，他认为，绩效考核制度是以结果为导向，反映的是公民对公共服务

① 徐淑杰：《关于推进基本公共卫生服务均等化的几点建议》，《中外医疗》2010年第8期。
② 王伟、任苒：《基本公共卫生服务均等化的内涵与实施策略》，《管理改革评论》2010年第6期。
③ 王惠：《基本公共卫生服务现状思考及改进建议》，《中国当代医药》2011年第34期。
④ 樊立华、段孝建、于玺文等：《城乡基本公共卫生服务均等化存在问题与政策设计》，《中国公共卫生管理》2011年第3期。
⑤ 陈丽：《落实基本公共卫生服务均等化策略研究》，《医学与社会》2012年第6期。

需求的回应，进而有效提高公共部门进行资源配置的效率。① 王伟、任莳
（2010）认为，在我国为确保基本公共卫生服务提供的质量，必须对基本
公共卫生服务管理建立并逐步完善相关的管理监督机制；国家应该通过建
立基本公共卫生绩效考核和评价体系的方式，根据服务内容制定岗位服务
规范和考核内容；建立科学合理的考核指标，对考核程序以及实施细则不
断进行规范，对服务人员实施绩效工资制，同时切实通过管理和监督机制
以及绩效考核制度的建立与完善，增加基层卫生人员转变服务模式的积极
性，进一步改善并提高服务质量和效率。② 王惠（2011）认为，要保证公
共卫生服务顺利实施，制定完善合理的绩效考核标准是关键。③ 朱晓丽等
（2011）针对我国基本公共卫生服务绩效考核和监管机制实施过程中出现
的问题进行分析与总结，并强调绩效考核与监管机制的建立和完善是我国
实现基本公共卫生服务均等化的有效手段：第一，以绩效考核的结果为依
据对基层卫生服务机构进行考核，形成与绩效考核挂钩的拨付机制，从而
提高各服务机构对资金的使用效率。第二，完善绩效考核制度，与政府工
作绩效挂钩，保证绩效考核的实施和基本公共卫生服务项目的推进。第
三，对基本公共卫生服务工作实施情况较好的基层卫生服务机构进行物质
或精神奖励，不断提高这些机构为公民提供高服务水平的基本公共卫生服
务项目的积极性。第四，充分利用当前信息系统在国家基本公共卫生服务
绩效考核中的作用，适当加大对信息系统的整体规划和投入以促使其不断
完善。④

三　国内外文献简要述评

从国外文献研究中可以看出，国外对公共服务研究比较成熟，且运用
了较为前沿的理论和先进方法，对我国的基本公共卫生服务均等化的研究
有很大借鉴意义。但由于国外研究思路没能更多考虑转轨经济的特殊性，
也没有更多考虑国情以及经济基础的差异，因此无论是假设前提还是得出
的结论与我国实践仍存在一些差距。而国内通过对国外的理论以及实践研

---

① 蒲川：《促进基本公共卫生服务均等化的实施策略研究——以重庆市为例》，《软科学》2010 年第 5 期。
② 王伟、任莳：《基本公共卫生服务均等化的内涵与实施策略》，《管理改革评论》2010 年第 6 期。
③ 王惠：《基本公共卫生服务现状思考及改进建议》，《中国当代医药》2011 年第 34 期。
④ 朱晓丽、代涛等：《基本公共卫生服务均等化实施过程中的主要问题分析》，《中国社会医学杂志》2011 年第 2 期。

究借鉴运用，其相关研究跟进迅速，为本问题的研究提供了一个良好基础。总的来看，近年来，国内学者对基本公共卫生服务均等化的研究时间并不长，但已经基本形成较为完整的研究框架，从不同角度对基本公共卫生服务均等化进行研究，围绕均等化，对基本公共卫生服务项目提供原则、服务内容、实现途径等开展研究，关于基本公共卫生服务均等化的研究成果数量有所增加，学术水平也明显提高，为本课题提供了借鉴和思路。从研究内容上，基本公共卫生服务均等化问题已成为国内研究的热点，但研究还比较分散。研究视角上，对基本公共卫生服务均等化的研究主要是从全国及省际角度，利用省级数据和典型调查数据进行结合的研究较少，对湖北省基本公共卫生服务均等化的研究甚少；鉴于国内关于湖北省基本公共卫生服务均等化的研究较少，从湖北省城乡基本公共卫生服务的供给和需求出发，从政府、公共卫生机构以及居民个体层面全面、系统研究相关政策的文献尚属空白。因此，本书对于湖北省基本公共卫生服务均等化现状、问题及对策进行研究具有现实意义。

第四节　研究思路及研究方法

一　研究思路

以湖北省为研究范围，将湖北省基本公共卫生服务均等化的现状、问题及相关支持政策作为研究对象，在收集和整理国内外与本课题研究有关文献和数据资料基础上，沿着"现状调查→问题分析→政策建议"研究路线对本课题进行系统研究。具体来说，本书利用调研等方式收集湖北省公共卫生面临的主要问题、基本公共卫生服务的供给现状、湖北省城乡居民基本公共卫生服务的需求和满意度现状的数据和资料，考察湖北省基本公共卫生服务均等化实施三年多情况、各项目实施情况、筹资及职责分工情况、卫生资源情况，城乡居民对基本公共卫生服务项目的需求以及满意度排序；从湖北省各地实施差异、各项目实施差异、供给与需求差异等方面对湖北省基本公共卫生服务均等化实施中存在的问题及难点进行深入剖析；针对扩大基本公共卫生服务的供给总量和覆盖人群、建立居民需求表达及满意度评价机制、增加财政投入、建立健全经费保障机制、提高基层公共卫生服务能力和服务水平、增加居民基本公共卫生服务的知晓率和认知度、提高居民健康意识等方面的问题进行有针对性分析，并分别从政府层面、公共卫生机构层面与居民个人层面剖析其深层次原因，并结合国内外公共卫生服务的有效方法和经验，提出促进湖北省城乡基本公共卫生服务均等化的政策建议。基本思路如图 1 - 1 所示。

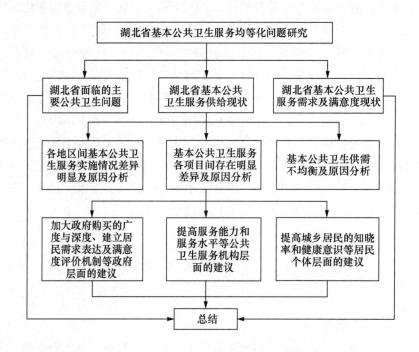

图 1 - 1   湖北省公共卫生服务研究框架

二 研究方法

（一）实地调研和重点走访相结合法

本书在形成研究思路、确定研究计划基础上，拟对湖北省基本公共卫生服务均等化及其相关政策进行实地调研，通过问卷调查、重点走访和知情人访谈形式，收集资料和统计数据，调查湖北省基本公共卫生服务的供给现状以及居民的需求和满意度现状，了解湖北省基本公共卫生服务存在差距的原因。

（二）定性和定量分析相结合

湖北省基本公共卫生服务均等化作为一个有机系统，有其量的表现，也有其质的规定性。通过定量的数据整理分析，加上定性的性质、特点、发展规律判断，二者相结合，更有利于研究湖北省基本公共卫生服务问题。

（三）动态和静态分析相结合

静态分析是存量分析，是某一时点湖北省基本公共卫生及相关政策的状况分析。而动态分析是对湖北省基本公共卫生服务及其相关政策在不同时期、不同阶段实施状况的分析，因而可以研究湖北省实施基本公共卫生服务的变化和发展过程。本书拟在静态分析基础上重点进行动态分析，以有利于准确把握湖北省基本公共卫生服务均等化及其相关政策的兼容性和协调性。

（四）一般性和特殊性分析相结合

本书秉承经济学、管理学多学科综合研究方法，为本次的调查研究奠定理论基础。针对湖北省基本公共卫生服务均等化现状问题，既要灵活运用卫生经济学、公共管理学一般原理及理论，又要"因地制宜"，不拘泥于理论与政策。

三　本书创新之处

与以往研究相比，本书有以下创新：

（一）研究视角

本书以湖北省为例研究基本公共卫生服务均等化问题，并以"居民需求为中心"这一独特视角，从公共服务的供需关系出发，对湖北省基本公共卫生服务的供需现状、存在问题与原因进行剖析，并提出相应建议，有一定新意。

（二）研究路径

本书不是生硬地提出几条政策建议，而是通过理论结合实际，既灵活运用经济和管理学的一般原理及理论，又"因地制宜"，不拘泥于理论。通过系统研究湖北省基本公共卫生服务实施过程中对环境、政策的依赖，从政府层面、公共卫生机构层面以及居民个人层面有针对性提出湖北省实现基本公共卫生服务均等化的政策和建议。

第二章　湖北省基本公共卫生
服务均等化现状

第一节　湖北省面临的公共卫生主要问题

一　湖北省城乡居民整体健康情况

湖北省人民政府门户网站统计数据显示，2012 年，湖北省常住人口为
5779.00 万。男性为 2963.86 万人，占总人口的 51.29%，女性为 2815.14 万
人，占总人口的 48.71%。全省常住人口中，0—14 岁的人口为 824.99 万，
占总人口的 14.28%，15—64 岁的人口为 4386.87 万，占总人口的 75.91%，
65 岁及以上的人口为 567.14 万，占总人口的 9.81%。

据有关资料显示①②③④，截至 2012 年年底，全省甲、乙类传染病报
告发病率为 278.62/10 万（甲类传染病是指鼠疫、霍乱。乙类传染病中的
传染性非典型肺炎、人感染高致病性禽流感及甲型 H1N1，按甲类传染病
处理。乙类传染病是指传染性非典型肺炎、艾滋病、病毒性肝炎、脊髓灰
质炎、人感染高致病性禽流感、麻疹、流行性出血热、狂犬病、流行性乙
型脑炎、登革热、炭疽、细菌性和阿米巴性痢疾、肺结核、伤寒和副伤
寒、流行性脑脊髓膜炎、百日咳、白喉、新生儿破伤风、猩红热、布鲁氏
菌病、淋病、梅毒、钩端螺旋体病、血吸虫病、疟疾、甲型 H1N1 流感），

---

① 湖北省卫生和计划生育委员会：《2012 年湖北省卫生事业发展分析报告》，http://www.
hbws. gov. cn/detail/20140715111219118001. html，2013 年 6 月 10 日。

② 湖北省卫生和计划生育委员会：《2011 年湖北省卫生事业发展分析报告》，http://www.
hbws. gov. cn/detail/20120419142412000001. html，2012 年 4 月 19 日。

③ 同上。

④ 湖北省卫生和计划生育委员会：《2009 年湖北省卫生事业发展分析报告》，http://www.
hbws. gov. cn/detail/20100427104802000001. html，2010 年 4 月 27 日。

死亡率为0.78/10万，与2011年相比，报告发病数下降5.14%。报告发病数居前5位的病种依次为病毒性肝炎、肺结核、梅毒、细菌性和阿米巴性痢疾和血吸虫病，占甲、乙类传染病报告发病总数的97.07%，报告死亡数居前五位的是艾滋病、肺结核、狂犬病、病毒性肝炎和出血热，占甲、乙类传染病报告死亡总数的98.41%。丙类传染病报告发病率为274.71/10万（丙类传染病包括流行性感冒、流行性腮腺炎、风疹、急性出血性结膜炎、麻风病、流行性和地方性斑疹伤寒、黑热病、包虫病、丝虫病，除霍乱、细菌性和阿米巴性痢疾、伤寒和副伤寒以外的感染性腹泻病），死亡率为0.04/10万，湖北省城乡居民健康指标持续改善。孕产妇和5岁以下儿童死亡率持续下降，其中，全省孕产妇死亡率为13.40/10万，5岁以下儿童死亡率为11.70‰，婴儿死亡率为8.82‰。到2015年，全省人均期望寿命将达到76.5岁。

二　传染性疾病

2012年1—12月，湖北省发现、治疗肺结核病患者47082例，其中新涂阳肺结核病人21339例，治愈24226例。截至2012年年底，全省血吸虫人群查病220万人，治疗86.3万人，免费救治晚期血吸虫病人4640人，艾滋病感染者和病人约9111例，其中艾滋病病人5436例。

表2-1　2009年湖北省居民死伤死因抽样调查单位各类传染病死因

城市合计			农村合计		
目录分类	死亡率(1/10万)	构成比(%)	目录分类	死亡率(1/10万)	构成比(%)
呼吸道结核	2.61	0.44	呼吸道结核	2.00	0.34
病毒性肝炎	1.82	0.31	病毒性肝炎	0.44	0.08
其他结核	0.36	0.06	败血症	0.28	0.05
败血症	0.24	0.04	其他结核	0.20	0.03
艾滋病	0.10	0.02	肠道其他细菌性传染病	0.06	0.01
痢疾	0.07	0.01	艾滋病	0.06	0.01
肠道其他细菌性传染病	0.07	0.01	脑膜炎球菌感染	0.05	0.01
破伤风	0.03	0.01	流行性出血热	0.03	
脑膜炎球菌感染	0.03	0.01	破伤风	0.03	
			痢疾	0.01	

资料来源：《湖北省卫生统计年鉴》（2009）。

表 2 - 2   2010 年湖北省居民死伤死因抽样调查单位各类传染病死因

城市合计			农村合计		
目录分类	死亡率 (1/10 万)	构成比 (%)	目录分类	死亡率 (1/10 万)	构成比 (%)
呼吸道结核	1.99	0.31	呼吸道结核	1.73	0.29
病毒性肝炎	1.84	0.28	病毒性肝炎	0.49	0.08
败血症	0.34	0.05	败血症	0.25	0.04
其他结核	0.15	0.02	其他结核	0.13	0.02
艾滋病	0.10	0.02	艾滋病	0.08	0.01
破伤风	0.03	0.01	肠道其他细菌性传染病	0.05	0.01
脑膜炎球菌感染	0.03	0.01	破伤风	0.04	0.01
肠道其他细菌性传染病	0.02		脑膜炎球菌感染	0.04	0.01
流行性乙型脑炎	0.02		流行性乙型脑炎	0.03	
流行性出血热	0.02		痢疾	0.01	

资料来源:《湖北省卫生统计年鉴》(2010)。

表 2 - 3   2011 年湖北省居民死伤死因抽样调查单位各类传染病死因

城市合计			农村合计		
目录分类	死亡率 (1/10 万)	构成比 (%)	目录分类	死亡率 (1/10 万)	构成比 (%)
呼吸道结核	1.97	0.30	呼吸道结核	1.71	0.28
病毒性肝炎	0.87	0.13	病毒性肝炎	0.36	0.06
败血症	0.45	0.07	败血症	0.29	0.05
其他结核	0.22	0.03	其他结核	0.14	0.02
艾滋病	0.11	0.02	肠道其他细菌性传染病	0.06	0.01
肠道其他细菌性传染病	0.09	0.01	艾滋病	0.05	0.01
脑膜炎球菌感染	0.02		流行性出血热	0.04	0.01
			痢疾	0.03	
			脑膜炎球菌感染	0.01	

资料来源:《湖北省卫生统计年鉴》(2011)。

表 2 - 4   2012 年湖北省居民死伤死因抽样调查单位各类传染病死因

城市合计			农村合计		
目录分类	死亡率 (1/10 万)	构成比 (%)	目录分类	死亡率 (1/10 万)	构成比 (%)
呼吸道结核	1.92	0.30	呼吸道结核	1.17	0.19
病毒性肝炎	0.78	0.12	病毒性肝炎	0.76	0.12

续表

城市合计			农村合计		
目录分类	死亡率 （1/10万）	构成比 （%）	目录分类	死亡率 （1/10万）	构成比 （%）
败血症	0.63	0.10	败血症	0.15	0.02
艾滋病	0.29	0.04	肠道其他细菌性传染病	0.09	0.01
其他结核	0.14	0.02	艾滋病	0.06	0.01
脑膜炎球菌感染	0.07	0.01	其他结核	0.05	0.01
痢疾	0.04	0.01	流行性出血热	0.03	
肠道其他细菌性传染病	0.02		流行性乙型脑炎	0.01	
麻疹	0.02		痢疾	0.01	
			脑膜炎球菌感染	0.01	
			破伤风	0.01	

资料来源：根据《湖北省卫生统计年鉴》（2012）。

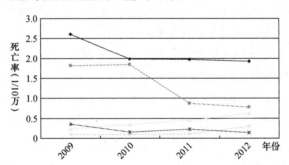

→呼吸道结核　--病毒性肝炎　··败血症　··艾滋病　-*-其他结核

图2－1　湖北省城市居民传染病死亡率趋势

资料来源：根据《湖北省卫生统计年鉴》（2009—2012）整理而来。

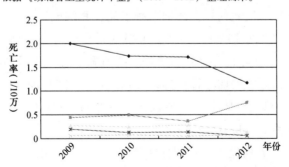

→呼吸道结核　--病毒性肝炎　··败血症　··艾滋病　-*-其他结核

图2－2　湖北省农村居民传染病死亡率趋势

资料来源：根据《湖北省卫生统计年鉴》（2009—2012）整理而来。

由以上图表可以看出，呼吸道结核、病毒性肝炎、败血症疾病是危害湖北省居民健康主要的三种疾病，城市居民的呼吸道结核与病毒性肝炎死亡率呈下降趋势，败血症死亡率呈上升趋势；而农村居民呼吸道结核与败血症死亡率呈下降趋势，病毒性肝炎死亡率呈上升趋势。

三 慢性非传染性疾病

慢性非传染性疾病（Noninfectious Chronic Disease，NCD）指长期的、不能自愈的、几乎不能被治愈的疾病，重点是指发病率、致残率、死亡率高和医疗费用昂贵的，并有明确预防措施的疾病。当前主要指心脑血管疾病、恶性肿瘤、糖尿病、慢性阻塞性肺部疾病、精神心理性疾病等疾病。湖北省居民死亡有 40% 以上是因为心脑血管病，病因主要与血压高有关。高血压已在湖北省城乡居民慢性病发病率中排名第一，成人高血压的患病率为 20.3%，高于全国平均水平。同时，全省 30 岁左右的高血压、冠心病患者明显增多，成人高血压发病率正逐年升高，心血管病患者人数以每年 20% 的速度递增，而且年轻化趋势明显。

2009 年，全省居民病伤死因抽样调查结果表明，脑血管病、心脏病、肺癌是导致城市居民病伤死亡的前三种疾病，其构成比达到47.59%，其中脑血管病死亡率是 140.31/10 万，心脏病死亡率为 97.32/10 万，肺癌死亡率是 46.64/10 万；并且脑血管病、心脏病、慢性下呼吸道疾病是导致农村居民病伤死亡的前三种疾病，其构成比达到 54.36%，其中脑血管病的死亡率为 170.8/10 万，心脏病死亡率为 112.27/10 万，慢性下呼吸道疾病死亡率为 38.25/10 万。

2010 年，全省居民病伤死因抽样调查结果表明，脑血管病、心脏病、肺癌是导致城市居民病伤死亡的前三种疾病，其构成比达到47.66%，其中脑血管病死亡率为 144.42/10 万，心脏病死亡率为 111.58/10 万，肺癌死亡率为 51.57/10 万；并且脑血管病、心脏病、慢性下呼吸道疾病是导致农村居民病伤死亡的前三种疾病，其构成比达到 55.79%，其中脑血管病的死亡率为 181.75/10 万，心脏病死亡率为 117.13/10 万，慢性下呼吸道疾病死亡率为 38.30/10 万。

2011 年，全省居民病伤死因抽样调查结果表明，脑血管病、心脏病、肺癌是导致城市居民病伤死亡的前三种疾病，其构成比达到 50.11%，其中脑血管病死亡率为 153.81/10 万，心脏病死亡率为 120.22/10 万，肺癌死亡率为 54.62/10 万；并且脑血管病、心脏病、急性心肌梗死是导致农村居民病伤死亡的前三种疾病，其构成比达到 55.5%，其中脑血管病的死亡率为 170.65/10 万，心脏病死亡率为 121.70/10 万，急性心肌梗死的死亡率为 43.86/10 万。

2012 年，全省居民病伤死因抽样调查结果表明，脑血管病、心脏病、肺癌是导致城市居民病伤死亡的前三种疾病，其构成比达到 50.49%，其中脑血管病的死亡率是 147.14/10 万，心脏病死亡率为 125.25/10 万，肺癌死亡率是 53.99/10 万；并且脑血管病、心脏病、急性心肌梗死是导致农村居民病伤死亡的前三种疾病，其构成比达到 56.38%，其中脑血管病的死亡率为 172.86/10 万，心脏病死亡率为 128.72/10 万，急性心肌梗死的死亡率为 47.30/10 万。

表 2 - 5　　　　　　2009 年湖北省居民慢性非传染病抽样调查

城市合计			农村合计		
目录分类	死亡率 （1/10 万）	构成 （%）	目录分类	死亡率 （1/10 万）	构成 （%）
脑血管病	140.31	23.49	脑血管病	170.80	28.90
心脏病	97.32	16.29	心脏病	112.27	18.99
肺癌	46.64	7.81	慢性下呼吸道疾病	38.25	6.47
慢性下呼吸道疾病	38.51	6.45	肺癌	32.95	5.58
急性心肌梗死	37.35	6.25	急性心肌梗死	29.37	4.97

资料来源：《湖北省卫生统计年鉴》（2009）。

表 2 - 6　　　　　　2010 年湖北省居民慢性非传染病抽样调查

城市合计			农村合计		
目录分类	死亡率 （1/10 万）	构成 （%）	目录分类	死亡率 （1/10 万）	构成 （%）
脑血管病	144.42	22.38	脑血管病	181.75	30.07
心脏病	111.58	17.29	心脏病	117.13	19.38
肺癌	51.57	7.99	慢性下呼吸道疾病	38.30	6.34
急性心肌梗死	46.62	7.23	急性心肌梗死	37.68	6.23
慢性下呼吸道疾病	44.85	6.95	肺癌	32.63	5.40

资料来源：《湖北省卫生统计年鉴》（2010）。

表 2 - 7　　　　　　　2011 年湖北省居民慢性非传染病抽样调查

城市合计			农村合计		
目录分类	死亡率 (1/10 万)	构成 (%)	目录分类	死亡率 (1/10 万)	构成 (%)
脑血管病	153.81	23.45	脑血管病	170.65	28.17
心脏病	120.22	18.33	心脏病	121.70	20.09
肺癌	54.62	8.33	急性心肌梗死	43.86	7.24
急性心肌梗死	51.83	7.90	慢性下呼吸道疾病	32.51	5.37
慢性下呼吸道疾病	44.04	6.71	肺癌	31.40	5.18

资料来源:《湖北省卫生统计年鉴》(2011)。

表 2 - 8　　　　　　　2012 年湖北省居民慢性非传染病抽样调查

城市合计			农村合计		
目录分类	死亡率 (1/10 万)	构成 (%)	目录分类	死亡率 (1/10 万)	构成 (%)
脑血管病	147.14	22.76	脑血管病	172.86	27.94
心脏病	125.25	19.38	心脏病	128.72	20.80
肺癌	53.99	8.35	急性心肌梗死	47.30	7.64
急性心肌梗死	50.97	7.89	慢性下呼吸道疾病	39.07	6.31
其他冠心病	44.43	6.87	肺癌	33.43	5.40

资料来源:《湖北省卫生统计年鉴》(2012)。

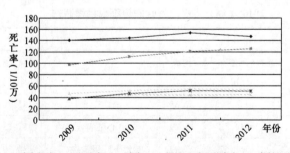

图 2 - 3　湖北省城市居民非传染病死亡率趋势

资料来源:根据《湖北省卫生统计年鉴》(2009—2012)整理而来。

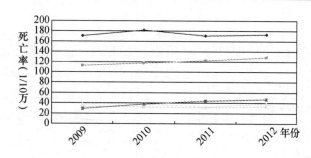

图2-4　湖北省农村居民非传染病死亡率趋势

资料来源：根据《湖北省卫生统计年鉴》（2009—2012）整理而来。

　　由2009—2012年湖北省居民慢性非传染病死亡率数据统计结果整理的折线图可以发现，全省城市居民脑血管病、心脏病、肺癌、急性心肌梗死等疾病的死亡率是呈上升趋势的，慢性下呼吸道疾病的死亡率变动幅度很小，2009年与2012年的数据基本持平；全省农村居民心脏病、急性心肌梗死、慢性下呼吸道疾病的死亡率也呈上升趋势，而肺癌死亡率呈下降趋势，脑血管病死亡率2009年与2012年数据基本持平。

四　妇幼常见疾病

　　湖北省常见妇科疾病已经成为危害妇女健康的主要问题，乳腺癌、宫颈癌等妇科疾病没有得到有效控制，2009—2012年，全省乳腺癌城市合计死亡率分别为4.86/10万、6.11/10万、5.78/10万、6.11/10万；农村合计死亡率分别为3.03/10万、2.79/10万、3.45/10万、3.03/10；全省宫颈癌城市合计死亡率分别为1.47/10万、1.75/10万、1.65/10万、1.81/10万；农村合计死亡率分别为1.62/10万、1.64/10万、1.52/10万、1.6/10万。

　　根据2009—2012年《湖北省卫生统计年鉴》中的数据，可大致了解湖北省妇幼卫生情况。

表2-9　　　　　　　　　2009—2012年湖北省妇幼卫生情况

指标名称	计量单位	2009年	2010年	2011年	2012年
产妇总数	人	550586	589226	611548	650540
新法接生人数（活产数）	人	552124	591362	614157	653762
住院分娩人数（活产数）	人	549483	590354	614325	653470

续表

指标名称	计量单位	2009 年	2010 年	2011 年	2012 年
活产数	人	552681	591762	614325	653865
新生儿破伤风发生数	人	4	4	3	0
出生体重≤2500 克人数	人	9155	9173	9928	11312
死胎死产数	人	1481	1468	1683	1807
七天内死亡人数	人	1830	1626	1485	1446
孕产妇死亡人数	人	98	99	65	79
妇女病检查人数	人	4277648	4694120	5507956	5335388
查处妇科病人数	人	1565517	1810496	2109142	1950995
内：卵巢癌	人	111	136	200	84
宫颈癌	人	724	789	953	802
乳腺癌	人	405	477	645	471
各项节育手术例数	例	679467	700425	720651	682473
放置宫内节育环	例	232386	239554	242183	234061
取出宫内节育环	例	97061	97998	93080	90225
输精管结扎	例	4496	4175	2341	2490
输卵管结扎	例	31035	38129	51164	35367
人工流产（不含药物流产）	例	235783	235456	105711	231452
引产	例	11686	13599	3612	62202
各项节育手术的：子宫穿孔	例	13	15	2	6
感染	例	44	13	5	56
死亡	例	1	1	0	0
实行婚前检查人数	人	男：58308 女：58383	男：69190 女：70637	男：62065 女：62065	男：102537 女：102408
检出疾病人数	人	男：31479 女：3499	男：2690 女：3685	男：1354 女：2395	男：4468 女：6003
内：传染病	例	男：1773 女：1254	男：1124 女：745	男：534 女：373	男：1505 女：1333
遗传病	例	男：5 女：33	男：16 女：41	男：5 女：12	男：9 女：22
生殖系统病	例	男：595	男：647 女：2252	男：477 女：1841	男：985 女：3296

续表

指标名称	计量单位	2009 年	2010 年	2011 年	2012 年
内科系统病	例	男：732	男：655 女：440	男：391 女：209	男：2197 女：1407
产前检查建卡人数	人	525615	570767	597676	637786
产后访视人数	人	518083	558120	590853	631196

资料来源：《湖北省卫生统计年鉴》（2009—2012）。

从折线图中可见，除卵巢癌外，湖北省妇女罹患宫颈癌和乳腺癌的人数总体呈上升趋势，但患这三种疾病的人数在 2011 年后有所下降。

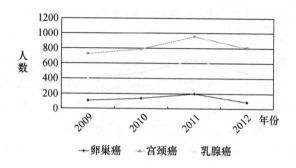

图 2 - 5 湖北省妇女查出癌症人数统计
资料来源：根据《湖北省卫生统计年鉴》（2009—2012）整理而来。

全省预防出生缺陷、提高出生人口素质工作面临的形势依然十分严峻。2001—2006 年，共监测围产儿 276198 例，发现出生缺陷儿 3090 例，出生缺陷总发生率为 11.18‰，并且，近几年出生缺陷发生率逐年上升。据有关调查资料表明，湖北省 0—14 岁儿童中约有 18000 个智力低下患儿，每 100 名儿童中有 3 人患有各种先天性、遗传性疾病，每年约有 1 万名带有各种出生缺陷的新生儿降生。

五 人口老龄化

人口老龄化是指总人口中因年轻人口数量减少、年长人口数量增加而导致的老年人口比例相应增长的动态。国际上通常将 60 岁以上人口占总人口比例达到 10%，或 65 岁以上人口占总人口的比重达到 7% 作为国家或地区进入老龄化社会的标准。人口老龄化的概念包括两个含义：一是指老年人口相对增多，在总人口中所占比例不断上升的过程；二是指社会的人口结构呈现老年状态，进入老龄化社会。国际上通常看法是，当一个国家或地区 60 岁以上老年人口占人口总数的 10%，或 65 岁以上老年人口占人口总数的 7%，即意味着这个国家或地区的人口处于老龄化社会。

　　近十年来，湖北省老年人口状况在不断发生变化。2000 年第五次人口普查时，湖北省的 60 岁及以上老年人口达到 537.1 万，而 2010 年第六次人口普查时，老年人口则达到 779.56 万，增加了 242.46 万人，增长 45.14%，相当于平均每年增加 24.24 万人，年均增长 3.79%。从这些数据可以看出，湖北省近 10 年人口老龄化的进度略快于全国的平均水平。2010 年在全省 779.57 万 60 岁及以上老年人口中，低龄组（60—69 岁）老年人口数为 461.1 万，占 59.14%，比 2000 年的 60.59% 下降了 1.45 个百分点；中龄组（70—79 岁）和高龄组（80 岁及以上）老年人口数分别为 242.04 万和 76.46 万，分别占老年人口比重为 31.05% 和 9.8%，比 2000 年的 31.48% 和 7.93% 分别下降了 0.43 个和上升了 1.87 个百分点。说明低龄老年人仍然是老年人口的主体部分，与此同时，高龄老人的人口数量增加速度较快。从判断人口老龄化的主要指标——老年人口系数（60 岁及以上人口占总人口比重）、老少比（65 岁及以上人口与 0—14 岁人口之比）和少儿人口系数（0—14 岁人口占总人口比重），2000—2010 年湖北省人口的老龄化趋势变化明显。十年来，湖北省的老年人口系数由 2000 年的 9.49% 上升到 2010 年的 13.12%，上升了 3.83 个百分点，老少比由 2000 的 28.14% 上升到 65.31%，上升了 37.17 个百分点，少儿系数由 2000 年的 22.80% 下降到 13.92%，下降了 14.22 个百分点。2010 年这 3 项指标基本趋向老龄化。

表 2-10　　　　　　　湖北省 2010 年和 2000 年年龄构成比较

年龄组 （岁）	2010 年		2000 年		各年龄组比重增减 情况（百分点）
	人数 （万人）	占总人口比重 （%）	人数 （万人）	占总人口比重 （%）	
总计	5723.77	100	5646.00	100	0.00
0—4	298.00	5.21	232.37	4.11	1.10
5—9	246.10	4.30	437.05	7.73	-3.43
10—14	252.27	4.41	620.24	10.97	-6.56
15—19	480.67	8.40	502.07	8.88	-0.48
20—24	558.41	9.76	422.35	7.47	2.29

续表

年龄组 （岁）	2010 年		2000 年		各年龄组比重增减 情况（百分点）
	人数 （万人）	占总人口比重 （%）	人数 （万人）	占总人口比重 （%）	
25—29	401.99	7.02	509.99	9.02	-2.00
30—34	391.81	6.85	602.15	10.65	-3.80
35—39	485.78	8.49	538.26	9.52	-1.03
40—44	561.63	9.81	379.38	6.71	3.108
45—49	510.86	8.93	377.12	6.67	2.26
50—54	369.91	6.46	287.78	5.09	1.37
55—59	368.90	6.45	208.63	3.69	2.76
60—64	277.20	4.84	174.14	3.08	1.76
65—69	192.33	3.36	151.52	2.68	0.68
70—74	142.83	2.50	101.77	1.80	0.70
75—79	104.35	1.82	67.28	1.19	0.63
80—84	51.62	0.90	29.96	0.53	0.37
85—89	22.27	0.39	10.17	0.18	0.21
90 及以上	6.76	0.11	2.26	0.04	0.07

资料来源：湖北省统计局。

　　2011 年，湖北省 60 岁及以上老人比重达 13.11%，65 岁及以上老人达 8.71%，80 岁及以上老人达 1.51%。按照联合国标准，湖北省人口老龄化已较为严重。

六　小结

　　以上数据显示，虽然随着经济发展湖北省在公共服务均等化的进程中取得了很多成绩，但是全省的城乡居民在公共卫生方面还存在一些问题。在传染性疾病方面，呼吸道结核、病毒性肝炎、其他结核疾病、败血症、艾滋病、痢疾、肠道其他细菌性传染病、破伤风、脑膜炎球菌感染等传染病仍然是威胁城乡居民健康的病症；而慢性非传染性病方面，全省城市居民脑血管病、心脏病、肺癌、急性心肌梗死等疾病的死亡率是呈上升趋势的，全省农村居民心脏病、急性心肌梗死、慢性下呼吸道疾病的死亡率也呈上升趋势；妇幼保健方面，危害妇女健康的主要问题是乳腺癌、宫颈癌等妇科疾病，新生儿患有先天性、遗传性疾病的概率还未得到控制；最后，湖北省已经进入人口老龄化较为严重的阶段，也存在许多亟待解决的问题。

第二节 湖北省基本公共卫生服务供给现状

我国已初步进入小康阶段，人们的基本生存需求基本得到满足，然而，此时的社会公共需求却变得越来越突出。社会经济发展水平高的国家或地区对公共服务的需求规模大、水平也高。不同的居民素质和不同的消费文化对公共服务的规模、质量和水平有着不同的需求。当居民收入处在比较低的层次时，公众对公共服务的需求比较小，并且对必需型的公共服务需求比较多。随着收入水平的提高，人们对公共服务的需求量也相应提高，同时也会增加对发展型公共服务的需求。公众对于公共卫生服务的需求也呈现这样一种特征。我国在公共卫生服务费用的支出上并不充裕，导致城乡之间、区域之间的卫生服务供给方面存在巨大差异，与公共财政理念指导下的"服务型"政府理念，为全体公民提供均等的公共服务目标还有很大差距。2009 年，《中共中央国务院关于深化医药卫生体制改革的意见》以及国务院关于《医药卫生体制改革近期重点实施方案（2009—2011 年)》相继发布。促进基本公共卫生服务均等化成为重点改革的目标之一。为解决我国面临的基本公共卫生问题，落实均等化改革目标，国家自2009 年启动基本公共卫生服务项目。课题组于 2013 年 4—6 月对湖北省卫生服务机构的基本情况以及国家基本公共卫生服务项目的开展情况进行了调查。调查对象为样本镇（社区）中所有乡镇卫生院（社区卫生服务中心）和村卫生室（社区卫生服务站）。调查内容主要包括：服务覆盖地区人口基本情况、机构卫生资源基本状况、机构基本公共卫生服务业务开展情况等。

一 湖北省基本公共卫生服务均等化实施总体情况

公共卫生服务在整个公共服务体系中地位相当重要。随着经济社会的进一步发展，湖北省基本公共服务体系也在逐步完善，自 2009 年湖北省实施基本公共卫生服务均等化工作以来，全省卫生资源总量持续增加，结构调整进一步加快，公共卫生服务得到加强，医疗利用服务持续增加，基本重大公共卫生服务项目任务超额完成，各项卫生工作取得良好成效。公共卫生服务，指的是政府为其居民提供的具有普遍意义的卫生服务。2009—2012 年，湖北省基本公共卫生实现服务全面提标，截至 2011 年，公共卫生的服务经费标准由人均 15 元提高到 25 元，服务项目由原来的九项（包括：建立居民健康档案、健康教育、0—36月儿童免费健康管理、孕产妇健康管理、预防接种、传染病防治、慢性病免费管理、重型精神疾病免费管理）扩大到十大项（新的国家基本公共卫生服务项目包括：城乡居民健康档案管理、健康教育、预防接种、0—6岁儿童健康管理、孕产妇健康管理、老年人健康管理、高血压患者健康管理、Ⅱ型糖尿病患者管理、传染病及突发公共卫生事件报告和处理以及卫生监督协管服务规范）。与2009年设定的项目相比，此次项目主要有几方面变化：（1）在儿童保健管理中，将原来从0—3岁的儿童群体扩大到0—6岁，并增加了儿童口腔保健等一系列服务内容；（2）在孕产妇和老年人公共服务方面，提高了重视程度；（3）针对一些特殊疾病病人和基层医疗机构，卫生部做出了更深入、具体的规定。

湖北省武汉市在国家基本公共卫生服务项目的基础上，明确了35项社区公共卫生服务项目，增加社区卫生诊断，冠心病、脑卒中、恶性肿瘤、慢阻肺等其他慢性病监测与管理等项目。虽然湖北省基本公共卫生服务均取得显著成效，但是各项指标在城乡和地区间存在着较明显差距。基本公共卫生服务均等化问题还存在很大的缺陷，最明显的是基本公共卫生体系不健全、城乡和区域间发展不均衡，需要逐步完善基本公共卫生服务均等化制度，让湖北省所有居民都能平等享受基本公共卫生服务，提高其健康水平。

二　基本公共卫生服务各项目实施情况

近几年来，我国在公共服务卫生工作上取得了很大进展，主要表现在，首先，初步建立了一套相关的管理制度，同时对相关的政策进行了完善，明确了目标组织的实施。其次，在考核方面，初步建立一套考核指标体系，这一系列的实施将有效推动我国公共卫生服务均等化的进程。湖北省2009年提出了促进本省基本公共卫生服务逐步均等化实施意见，主要目的是通过实施基本公共卫生服务项目和重大公共卫生服务项目，对城乡居民健康问题实施干预措施，目的是减少主要的健康危险因素，从而有效预防和控制主要传染病和慢性病，提高公共卫生服务和突发公共卫生事件应急处理能力，使城乡居民逐步享有均等化的基本公共卫生服务。自公共卫生服务均等化提供模式运行以来，通过对综合改革措施的不断实施，公共卫生服务体系组织结构、职能设置与运转机制不断优化和改进，按照"提供服务—服务利用—服务结果"的顺序，不仅对公共卫生服务提供机构、公共卫生服务重点对象产生了深刻影响，同时对全体人群也产生了重大影响。在促进公共卫生服务均等化这一总体政策目标引导下，均等化的运行效果依次表现为提供服务均等化、服务利用均等化以及健康结果均等化。自政策实施以来，湖北省公共卫生服务也取得了较大的进展。

（一）居民建档情况

居民建档的项目，是 2009 年基本公共卫生服务实施以来就已经设定的项目之一。健康档案的建立，就是为了预防与筛查疾病，如很多逐渐增加的高血压、糖尿病等慢性疾病，很多患者长期忽视，容易使病情加重，而且还给居民带来医疗费用的负担。通过建立健康档案，可以普及居民的健康知识，改变人们的不良生活习惯和行为，提高人们的健康生活水平和卫生健康质量。只有建立完整、真实的健康档案，卫生服务工作者才能真正了解居民对公共卫生服务的需求，从而提供优质、综合、廉价的基本公共卫生服务，提高居民的健康水平，改善居民的卫生质量。如表 2 - 12 所示，自 2009 年基本公共卫生服务实施以来，湖北省常住人口总数 6113 万人，其中建档人数有 1562.83 万人，未参与建档的人数有 4550.1 万人，其中城镇居民建档人数为 1185.94 万人，建档率为 62%，农村居民建档人数为 376.89 万人，建档率为 4.8%。2010 年湖北省常住人口 6490.16 万人，建档人数 2327.43 人，其中城镇居民建档人数为 1276.56 万人，农村居民建档人数为 1050.86 万人，未建档人数为 4162.73 万人，建档率为 48.7%，未建档率为 4.43%。到 2011 年，湖北省常住人口为 5723.77 万人，比前两年的常住人口有所下降，但城镇居民建档数增加到 1659.45 万人，农村居民建档数为 2321.48 万人，增长比例为 154.72%。到 2012 年年底，湖北省常住人口 6672.42 万人，城镇居民建档数已达到 4666.63 万人，建档率达到 85.23%，较 2009 年增长了 287%。数据显示，不管城镇居民还是农村居民，每年的建档数都有所增加，表明人们对公共卫生服务的需求也有所增加，健康意识有所增强。具体情况见表 2 - 11 及图 2 - 6。

表 2 - 11   2012 年湖北省各地区城乡居民健康档案建档情况

地区	年末城镇居民健康档案累计建档人数	年末农村居民健康档案累计建档人数
总计	46666355	20057842
武汉市	6994896	1880349
黄石市	1748638	1024286
十堰市	2771741	903590

续表

地区	年末城镇居民健康档案累计建档人数	年末农村居民健康档案累计建档人数
宜昌市	3223210	912256
襄阳市	4730966	1996604
鄂州市	968352	294076
荆门市	2499959	900866
孝感市	3260175	2173090
荆州市	4467011	1998696
黄冈市	6413097	2783175
咸宁市	2227692	1075562
随州市	2145006	805628
恩施州	2728670	1833780
仙桃市	999968	341189
潜江市	600048	100161
天门市	865874	1022845
神农架林区	21052	11689

资料来源:《湖北省卫生统计年鉴》(2012)。

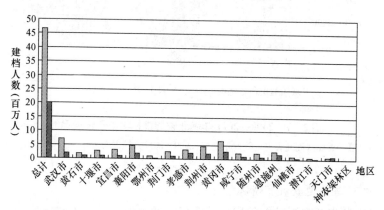

□ 年末城镇居民健康档案累计建档人数　　■ 年末农村居民健康档案累计建档人数

图 2 - 6　2011 年湖北省各地区城乡居民健康档案建档情况

资料来源:根据《湖北省卫生统计年鉴》(2012)整理而来。

表 2 - 12　　　　　　2009—2012 年湖北省健康档案建档情况

	2009 年	2010 年	2011 年	2012 年
年末服务(常住)人口数(人)	61129615	64901609	57237700	66724197
年末城镇居民健康档案累计建档人数(人)	11859358	12765640	16594549	46666355

续表

	2009 年	2010 年	2011 年	2012 年
其中：纳入计算机管理的建档人数（人）	4158508	5425796	11464924	39773570
所占比例（%）	62.00	48.07	20.80	85.23
年末农村居民健康档案累计建档人数（人）	3768917	10508639	23214791	—
其中：纳入计算机管理的建档人数（人）	1420887	3376537	18750513	—
所占比例（%）	4.80	4.43	11.29	—

资料来源：《湖北省卫生统计年鉴》（2009—2012）。

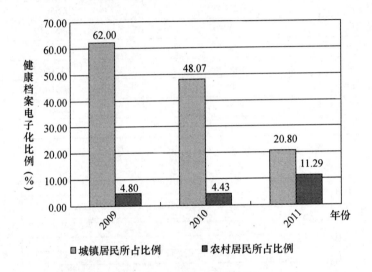

图 2-7 2009—2011 年湖北省健康档案电子化情况

资料来源：根据《湖北省卫生统计年鉴》（2009—2011）整理而来。

（二）居民健康教育情况

居民健康教育活动能使居民了解影响健康的行为，了解疾病的发生和传播知识，让居民树立健康意识，改变不健康的生活行为方式，自觉地采纳并养成有益于健康的行为和生活方式，从而降低或消除影响健康的危险因素，达到预防疾病、促进健康及提高生命质量的目的。从表 2-13 可以看出，自 2009 年始，居民接受健康教育的次数总计为 1383.14 万人次；2010 年，居民接受健康教育的次数总计为 1973.51 万人次；2011 年，居民接受健康教育的次数总计为 2465.29 万人次，从三年的数据来看，居民接受健康教育次数持续增加，由 2009 年的 1383.14 万人次，至 2012 年年底,增加到 2496.89 万人次,增长率为 80.52%。从总体情况看,各年接受健康教育人数的增长率四年来持续下降且下降速度逐年加快,已由 2010 年的 42.68% 下降到 2012 年年末的 1.28%。从各地区接受健康教育人数来看,以湖北省省会武汉市来分析,2009—2011 年,接受教育的人口数相对增加,但从增长比例来看,有所下降,而到 2012 年,武汉市接受健康教育的人口数 657.11 万,比 2011 年有所下降;而黄冈市、恩施州的情况也大致如此,其他地区接受健康教育的人数虽然也有所增加,但从增长比率来看,呈现的是下降趋势。这表明,人们对健康教育知识的了解越来越广,对基本公共卫生服务的需求量越来越大,关注度也越来越高,图 2-8 和图 2-9 可以说明这一点。

表 2-13 湖北省接受健康教育人数 单位:人次数

地区	2009 年	2010 年	2011 年	2012 年
总计	13831368	19735118	24652859	24968885
武汉市	6191371	6888614	7963787	6571102
黄石市	236684	437691	506338	558319
十堰市	800512	1261629	1550489	1733945
宜昌市	594077	1649085	2104472	2648858
襄阳市	1012373	1240871	1670385	2275786
鄂州市	305312	335627	327458	442409
荆门市	290831	612664	687386	821898
孝感市	782147	707744	844687	1063659
荆州市	627294	1585622	1811961	1941870
黄冈市	1221856	2312779	3330532	2965358
咸宁市	292513	502821	712237	600617
随州市	538458	719358	1147941	1237625
恩施州	409988	880004	947811	1126427
仙桃市	74629	146239	321240	330492
潜江市	132732	187451	333631	266215
天门市	319097	256112	376157	367556
神农架林区	1494	10807	16347	16749

资料来源:《湖北省卫生统计年鉴》(2009—2012)。

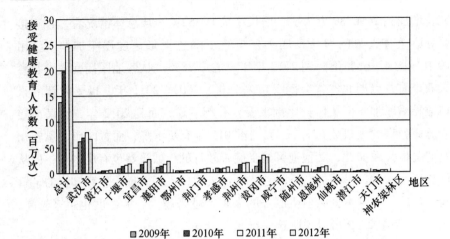

图2-8 2009—2012年湖北省各地区接受健康教育人次数统计

资料来源：根据《湖北省卫生统计年鉴》（2009—2012）整理而来。

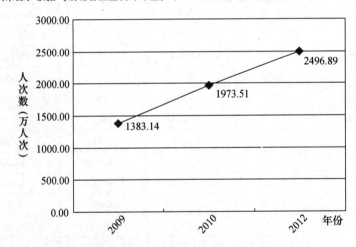

图2-9 2009—2012年湖北省接受健康教育人次数统计

资料来源：根据《湖北省卫生统计年鉴》（2009—2012）整理而来。

（三）0—6岁儿童健康管理工作情况

0—6岁儿童健康管理是国家基本公共卫生服务的重点内容，属于健康档案管理的重点人群。通过对0—6岁儿童健康管理服务项目的实施，提高儿童系统管理率，从而实现及时发现高危儿童、体弱儿童，经过动态管理，有效干预、逐级转诊等措施，保障儿童健康。从2009—2011年湖北省0—3岁儿童保健情况看，自2009年实施儿童健康管理工作以来，0—3岁儿童从2009年的319.75万人逐渐减少到2011年的200.95万人，然而，0—3岁儿童建档人数的比例却在不断地增加，管理率达到89.53%。截至2011年，建档比例由2009年的24.71%，增加到了69.50%。而0—6岁儿童建档管理人数却在不断地增加，2009年，儿童免疫规划接种人数为624.41万人次，截至2012年底增加到1150.57万人次，增长率为84.27%。从5岁以下儿童死亡率来看，2011年，5岁以下儿童死亡率为12.99‰，2012年下降到11.7‰，婴儿死亡率也从2011年的9.98‰下降到2012年的8.82‰，表明全省儿童健康卫生管理工作得到很大提高。具体情况见表2-14及图2-10。

表2-14 2009—2012年湖北省0—3岁儿童保健情况

年份	2009	2010	2011	2012
0—3岁儿童数	3197522	1872079	2009490	—
建卡人次数	789958	1180433	1396730	—
保健人次数	1315171	2201125	2810058	—
0—6岁儿童国家免疫规划接种人数	6244140	9756974	10639175	11505723

资料来源：《湖北省卫生统计年鉴》（2009—2012）。

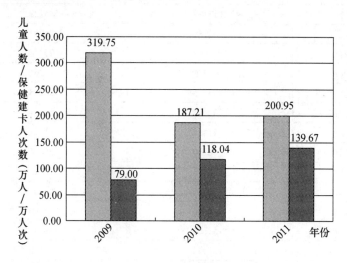

图2-10 2009—2012年湖北省0—3岁儿童保健情况

资料来源：根据《湖北省卫生统计年鉴》（2009—2011）整理而来。

（四）孕妇健康管理情况

孕妇健康管理是国家基本公共卫生服务的重点内容，属于健康档案管理的重点人群之一，但在基本公共卫生服务中属于比较薄弱的项目。孕产妇在怀孕前后的健康及营养问题，不仅仅关乎一个家庭的幸福，更重要的在于下一代的健康问题。因此，对孕产妇的保健和健康管理是基本公共卫生服务体系中不可或缺的重要环节。从 2009 年实施孕妇健康管理项目以来，孕产妇健康管理服务得到普遍开展，孕产妇健康管理人数也在逐年增加。与 2011 年比较，各项妇幼保健指标明显提高，截至 2012 年，孕产妇系统管理率达到 91.63%，住院分娩率达到 99.94%，农村孕产妇住院分娩率达到 99.9%。而从孕产妇建卡情况来看，孕产妇建卡人次数由 2009 年的 27.23 万人次增加到 2012 年的 58.57 万人次，增长比例为 115%，各年建卡人次数增长保持稳定。据妇幼卫生监测，全省孕产妇死亡率从 2011 年的 15.13/10 万下降到 2012 年的 13.40/10 万，农村孕产妇死亡率从 2011 年的 16.74/10 万下降到 13.69/10 万。数据表明，全省孕产妇健康管理卫生工作得到进一步加强。具体情况参见表 2 - 15、表 2 - 16 及图 2 - 11 和图 2 - 12。

表 2 - 15　　　　　2012 年湖北省各地区妇幼保健情况

地区	0—6 岁儿童健康管理人数	孕产妇健康管理人数
总计	2153448	585729
武汉市	283989	85034
黄石市	74901	29388
十堰市	191233	43965
宜昌市	165776	30288
襄阳市	202942	52251
鄂州市	41499	11621
荆门市	66250	26011
孝感市	136993	37923
荆州市	175175	47805
黄冈市	215890	77590
咸宁市	151321	34142
随州市	121243	26686
恩施市	152988	46737
仙桃市	58622	12949
潜江市	26274	6777
天门市	86988	16273
神龙架林区	1364	289

资料来源：《湖北省卫生统计年鉴》(2012)。

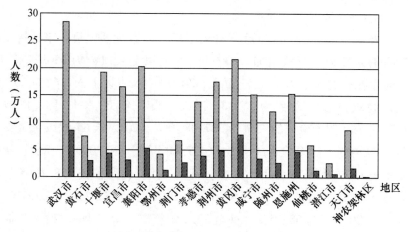

□ 0—6岁儿童健康管理人数　■ 孕产妇健康管理人数

图 2 – 11　2012 年湖北省各地区妇幼保健情况

资料来源：根据《湖北省卫生统计年鉴》（2012）整理而来。

表 2 – 16　　　　　　　**2009—2011 年湖北省妇幼保健情况统计**

	年份	2009	2010	2011	2012
	建卡人次数	272341	400624	488860	585729
孕产妇	产前检查人次数	1002620	1142245	1354788	—
	产后访视人次数	574977	725928	813107	—

资料来源：《湖北省卫生统计年鉴》（2009—2012）。

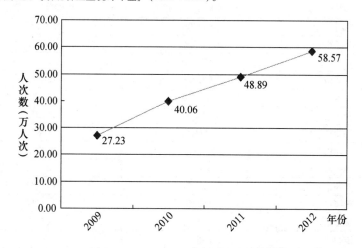

图 2 – 12　2009—2012 年湖北省孕产妇建卡情况

资料来源：根据《湖北省卫生统计年鉴》（2009—2012）整理得到。

（五）老年健康管理情况

如表 2 - 17 所示，从 2009 年开展老年人健康管理项目以来，接受健康检查的人数整体有所增加。2009 年 65 岁以上人口数为 356.76 万人，接受健康检查的人数为 118.53 万人，2010 年 65 岁以上人口数为 507.52 万人，健康检查的人数为 259.86 万人，2011 年 65 岁以上人口数为 567.99 万人，健康检查的人数为 387.08 万人，2012 年 65 岁以上人口数为 581.09 万人，健康检查的人数为 437.20 万人，和 2009 年相比，接受健康检查人数的增长率为 268.85%。其中，接受健康检查人数占 65 岁以上老年人口数的比例也在逐年增加，2009 年为 33.23%，2010 年为 51.21%，2011 年为 68.15%，截至 2012 年年末为 75.24%。2012 年湖北省各地区老年人健康检查具体情况见表 2 - 18 及图 2 - 13。

表 2 - 17　　　　　2009—2012 年湖北省 65 岁以上老年人保健情况

		2009 年	2010 年	2011 年	2012 年
65 岁以上老人	65 岁以上老人人口数（人）	3567580	5075179	5679897	5810871
	健康检查人数（人）	1185339	2598590	3870756	4372023
	所占比例（%）	0.33	51.20	68.15	75.24

资料来源：《湖北省卫生统计年鉴》（2009—2012）。

表 2 - 18　　　　2012 年湖北省各地区老年人健康检查情况

地区	65 岁以上人口数	健康检查人数
总计	4912278	2522105
武汉市	739555	396375
黄石市	172789	118607
十堰市	342951	183908
宜昌市	358044	155637
襄阳市	387503	212622
鄂州市	80940	36871
荆门市	252908	108762
孝感市	346406	204450
荆州市	496324	198484
黄冈市	683309	428217
咸宁市	245415	127697
随州市	246055	99581
恩施州	288037	102377
仙桃市	63254	15942

续表

地区	65 岁以上人口数	健康检查人数
潜江市	48461	45085
天门市	156777	86309
神农架林区	3550	1091

资料来源:《湖北省卫生统计年鉴》(2012)。

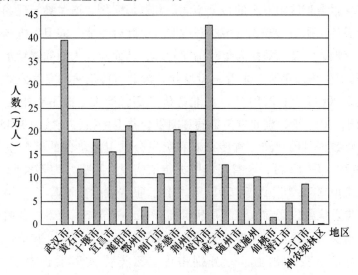

图 2－13　2012 年湖北省各地区老年人健康检查情况

资料来源:根据《湖北省卫生统计年鉴》(2012)整理得到。

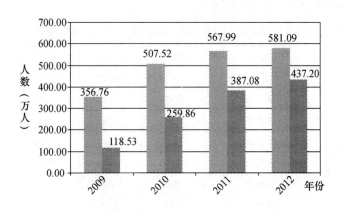

▧65岁以上老人人口数　▧健康检查人数

图 2－14　2009—2012 年湖北省 65 岁以上老年人保健情况

资料来源:根据《湖北省卫生统计年鉴》(2009—2012)整理得到。

（六）传染病和突发公共卫生事件情况

传染病的防治是基本公共卫生服务的重要项目之一，在基本公共卫生服务中占有重要地位。传染性疾病不仅发病快，而且传播速度快，在短时间内就能造成重大损失。2009 年，国家基本公共卫生服务把传染病和突发公共卫生事件纳入疾病预防控制的公共卫生服务项目，通过早发现、早登记及早报告辖区内发现的传染病病例和疑似病例，通过参与现场疫点处理；开展传染病防治知识宣传和咨询服务；配合专业公共卫生机构，对非住院结核病人、艾滋病病人进行治疗管理，从而保证人们的健康水平。从《湖北省卫生统计年鉴》来看，2009 年，湖北省传染病和突发公共卫生报告例数为 90617 例；2010 年，湖北省传染病和突发公共卫生报告例数为99408 例；2011 年，湖北省传染病和突发公共卫生报告例数为 104547 例，从前三年数据显示，湖北省传染病和突发公共卫生事件的例数呈上升趋势，2012 年 1—12 月，全省报告甲类传染病报告发病率为 278. 62/10 万，报告死亡率 0. 78/10 万，和 2011 年相比，报告发病数下降了 5. 14%。其中，报告发病数位居前五位的是病毒性肝炎、肺结核、梅毒、细菌性和阿米巴性痢疾及血吸虫病，报告死亡数居前五位的是艾滋病、肺结核、狂犬病、病毒性肝炎和出血病，分别占甲、乙类传染病报告发病总数的97.07% 和甲、乙类传染病报告死亡总数的 98.41%。虽然湖北省在公共卫生预防工作中取得了显著成绩，传染病疫情形势总体平稳，但仍须继续努力，加强传染病的预防工作。

表 2 – 19　　2009—2012 年湖北省传染病和突发公共卫生事件情况

	地区	2009 年	2010 年	2011 年	2012 年
传染病和突发公共卫生事件报告例数（例）	总计	90617	99408	104547	66764
	武汉市	10533	11198	8375	6100
	黄石市	2383	2730	2554	1740
	十堰市	6449	8455	6236	5043
	宜昌市	7100	7899	7915	5741
	襄樊市	6441	5020	6587	4307
	鄂州市	1405	2319	2571	1411
	荆门市	3901	3553	4476	1773
	孝感市	6719	6881	8069	4459
	荆州市	11021	11112	14790	11170

续表

黄冈市	9358	10210	12857	6868
咸宁市	4996	2626	3309	2664
随州市	6328	8397	7482	4014
恩施土家族苗族自治州	5659	7976	8625	2790
仙桃市	2103	3293	3317	3775
潜江市	1966	2859	2802	1246
天门市	4080	4664	4311	3451
神农架林区	175	216	271	212

资料来源：《湖北省卫生统计年鉴》（2009—2012）。

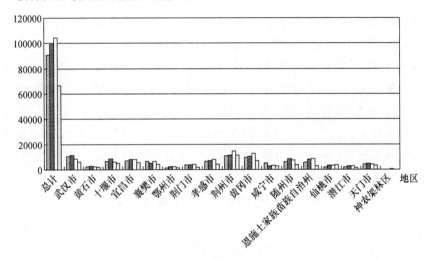

■2009年　■2010年　□2011年　□2012年

图2-15　2009—2012年湖北省各地区传染病和突发公共卫生事件情况

资料来源：根据《湖北省卫生统计年鉴》（2009—2012）整理得到。

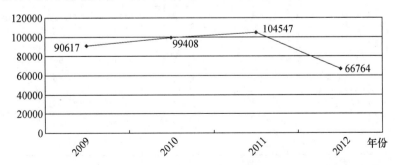

图2-16　2009—2012年湖北省传染病和突发公共卫生事件情况

资料来源：根据《湖北省卫生统计年鉴》（2009—2012）整理得到。

（七）慢性病规范化管理项目情况

由表2-20可以看出，2009年湖北省开展慢性病规范管理项目以来，全省慢性病建卡人数逐年增加，2009年65岁以上人口数356.76万人，建卡人数为103.146万人，截至2011年年末，65岁以上人口数567.99万人，建卡人数为378.59万人，较2009年增长了267.03%。2009年慢性病规范管理人数为90.73万人，截至2011年年末，增加到343.67万人，从数据显示，慢性病规范管理人数基本与建卡人数持平。其中，慢性病规范化管理分为高血压患者管理、Ⅱ型糖尿病患者管理以及重型精神病患者管理。相比于其他两种慢性病，高血压管理人数的增长速度较快，而重型精神病患者管理人数的增长速度则处于下降趋势。到2012年，65岁以上人口数为491.23万人，具体而言，高血压患者管理情况为：2009年起至2012年年末，接受健康管理的人数由60.53万人，增加到141.92万人，4年来增长了134%；Ⅱ型糖尿病患者管理情况为：从2009年实施管理以来，至2011年糖尿病管理人数逐年增加，由2009年的15.56万人，增加至49.76万人，其中，2012年管理人数有所下降，为29.81万人；重型精神病患者管理情况为：2009年实施重型精神病患者管理以来至2012年年末，管理人数急剧增加，由2009年的2.25万人，增加到10.60万人，增长了371%，而增长速度却逐年下降，且下降幅度较大。

表2-20　　2009—2012年湖北省慢性病及重型精神病规范管理情况

		2009年	2010年	2011年	2012年
慢性病规范管理	慢性病建卡人数（人）	1031461	2344548	3785913	—
	慢性病规范管理人数（人）	907287	2030184	3436708	—
	内：高血压（人）	605372	1475419	2616870	3208084
	糖尿病（人）	155601	311299	497566	586307
	重性精神疾病（人）	22463	108028	153944	167853
	占慢性病规范管理人数比例（%）	0.88	86.59	90.78	—
	内：高血压（%）	0.59	62.93	69.12	—
	糖尿病（%）	0.15	13.28	13.14	—
	重型精神疾病（%）	0.02	4.61	4.07	—

资料来源：《湖北省卫生统计年鉴》（2009—2012）。

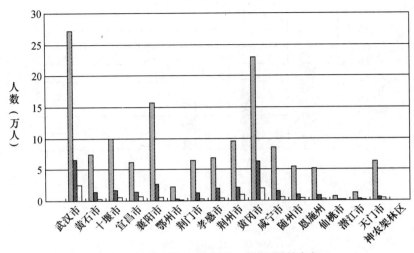

图2-17 2012年湖北省各地区慢性病及重型精神病情况

资料来源：根据《湖北省卫生统计年鉴》（2012）整理得到。

表2-21 2012年湖北省各地区慢性病及重型精神病情况

地区	高血压	糖尿病	重型精神疾病
总计	1419202	298126	105991
武汉市	271536	65918	25705
黄石市	73688	14476	3451
十堰市	99015	16572	6234
宜昌市	61350	13653	7027
襄阳市	156976	26264	6252
鄂州市	22123	2962	1484
荆门市	64842	12640	3231
孝感市	68465	19236	4288
荆州市	95633	21198	9355
黄冈市	230399	62853	20010
咸宁市	84815	15815	6018
随州市	54212	9305	4287
恩施州	51779	7738	2943
仙桃市	7407	1663	1032
潜江市	13310	2199	919
天门市	63205	5591	3703
神农架林区	447	43	52

资料来源：《湖北省卫生统计年鉴》（2012）。

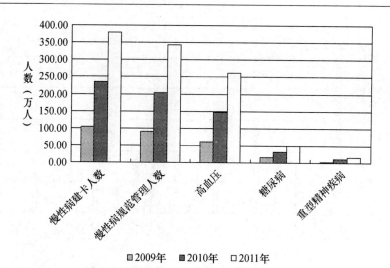

2009年　　2010年　　2011年

图 2 - 18　2009—2012 年湖北省慢性病及重型精神病规范管理情况

资料来源：根据《湖北省卫生统计年鉴》(2009—2012) 整理得到。

　　从各项目实施进展情况看，截至 2011 年 6 月，基本公共卫生服务各项目进展顺利，全省各地区基本实现电子化健康档案工作；就健康教育工作，全省共印发健康教育宣传资料 492 万份，开展公众健康咨询活动4493 次，健康知识讲座 6049 次，居民卫生知识得到普遍提高；乙肝、卡介苗、麻疹、脊髓灰质炎、百白破疫苗的首次接种率高达 95.62%，全省0—6 岁儿童系统管理率达到 79.35%，新生儿访视率达到 96.59%，孕产妇系统管理率达到 90.38%，妇幼保健管理工作成效显著；另外，截至2011 年 6 月底，全省累计完成 65 岁以上老人健康管理人数达到 329.23 万人，管理率达到 90.38%，慢性病患者健康管理项目中，全省高血压患者累计建档管理 224.98 万人，已完成全年任务指标，全省累计完成糖尿病患者建档管理 41.05 万人，完成全年任务的 63.15%，重型精神疾病患者管理截至 2011 年 6 月底，累计发现重型精神病患者 16.37 万人，已全部纳入健康管理范围。

三　湖北省公共卫生资源供给现状

（一）筹资情况

　　公共卫生服务资金来源是人们讨论最多的问题。资金不仅限制了政府公共卫生服务的供给内容、数量，同时也制约了公共卫生服务的投入方向、投入人群等，既关系人民群众的切身利益，又关系社会的公平正义。

截至 2012 年，湖北省医疗机构的固定资产为 844.85 亿元，其中医院固定资产为 715.52 亿元，卫生院资产为 70.69 亿元，社区卫生服务机构资产为 12.54 亿元，其中，全省万元以上设备总价值为 283.52 亿元，卫生院资产为 41.58 亿元，医院资产为 216.94 亿元，社区卫生服务中心资产为 10.57 亿元。根据湖北省规定，基本公共卫生服务经费标准由 2009 年按常住人口人均不低于 15 元，提高至 2011 年不低于人均 25 元，其中，中央财政对照实施西部大开发的市县负担 80%（即 20 元）、对其他县市负担 60%（即 15 元）；剩余部分由地方财政负担。经省政府批准，提标到 20 元部分按省政府原定政策执行，新增提标 5 元地方财政负担部分，按省与市县 6：4 的比例负担。2012 年，中央和省级财政共筹措基本公共卫生补助资金 11.67 亿元，其中，中央财政补助资金 9.64 亿元，省级财政补助资金 2.03 亿元，位于中西部省份前列。2009—2011 年，各级财政共安排基本公共卫生服务补助资金 259308 万元，其中中央财政安排湖北省补助资金 152407 万元，省级财政安排补助资金 31845 万元，市县财政安排补助资金 75056 万元。

（二）公共卫生机构资源供给现状

基本公共卫生服务均等化实施机构为社区卫生服务中心（站）、乡镇卫生院及村卫生室，截至 2012 年，湖北省社区卫生服务中心（站）数量为 1278 家，较 2009 年增长了 14.62%；乡镇卫生院 1161 家，较 2009 年增长 0.52%；村卫生室 25204 家，较 2009 年增长 15.86%。2012 年《湖北省卫生统计年鉴》显示，全省基本公共卫生服务实施以来截至 2012 年年末，全省公共卫生人员数增加到 13.09 万人（含村卫生室）。其中，社区服务中心（站）卫生人员 1.52 万人，卫生院卫生人员 6.64 万人，村卫生室卫生人员 4.92 万人。另外，参加政府举办的岗位培训人数由 2010 年的 3.66 万人，截至 2012 年，增加到 5.89 万人，增加了 60.95%。2009—2012 年年末，全省基层医疗卫生机构的床位数逐年增加，2009 年，全省社区卫生中心（站）的床位数量为 0.76 万张，卫生院的床位数量为 4.52 万张，截至 2012 年年末，全省社区卫生中心（站）床位数量增加到 1.11 万张，增加比例为 30.93%，全省卫生院床位数量为 5.71 万张，增加了 26.34%。从全省卫生机构医生、护士、床位近 4 年供给看，2009 年，全省卫生机构 10362 个，床位 18.72 万张，卫生人员 29.45 万人，按全省 6141.88 万人口来计算，每千人口注册护士 1.41 人，比 2008 年增加了

0.08 人，和全国平均水平相比，高出 0.11 人；每千人口职业（助理）医生 1.54 人，比 2008 年增加 0.02 人，但是与全国平均水平来比较，还差 0.08 人，每千人口医院和卫生院床位数为 2.8 张和 3.05 张，与 2008 年相比，分别增加了 11.11% 和 10.91%，但是仍低于全国的平均水平。2010 年，全省卫生机构 34362 个，床位 20.07 万张，卫生人员 34.55 万人，每千人口注册护士 1.53 人，每千人口职业（助理）医生 1.62 人，每千人口卫生院床位数为 3.26 张。2011 年，全省卫生机构 35601 个，床位 22.4 万张，卫生人员 31.3 万人，每千人口注册护士 1.66 人，每千人口职业（助理）医生 1.65 人，每千人口医院和卫生院床位数为 3.63 张。2012 年，全省卫生机构 35243 个，床位 25.29 万张，卫生人员 38.71 万人，每千人口注册护士 1.88 人，每千人口职业（助理）医生 1.77 人，湖北省每千人口医院和卫生院床位数为 4.10 张，而 2012 年每千农业人口乡镇卫生院床位数仅为 1.25 张。从数据来看，湖北省在卫生资源上每年都有所增加。

　　从城乡基本公共卫生资源看，湖北省基本公共卫生服务点基本设置在城市，城乡居民享受的基本公共卫生资源分布极不均衡，很多农村居民不能享受基本公共卫生服务。这里的城市卫生机构指的是诊所、卫生室、医务室和社区卫生服务站，农村卫生机构指的是村卫生室。从城乡居民所享受的医疗卫生条件来看，城市居民所享受的医疗卫生服务条件远远比农村居民所享受的医疗卫生服务条件好很多。以公共卫生服务机构数量、每千人卫生技术人员数增加比例及公共卫生服务机构数量为例，2009 年，城镇每千人口医院和卫生院床位数为 2.52 张，农村每千人口医院和卫生院床位数为 1.03 张；2010 年，城镇每千人口医院和卫生院床位数为 2.8 张，农村每千人口医院和卫生院床位数为 1.15 张；2011 年，城镇每千人口医院和卫生院床位数为 3.26 张，农村每千人口医院和卫生院床位数为 1.18 张；截至 2012 年年底，城镇每千人口医院和卫生院床位数为 3.63 张，农村每千人口医院和卫生院床位数为 1.25 张。从累计增长比例来看，城镇每千人口医院和卫生院床位数增长比例，为 44.05%，农村每千人口医院和卫生院床位数的增长比例为 21.36%，无论是累计增长比例，还是每年的每千人占有数，城镇资源都是农村资源的两倍多。从每千人口卫生技术人员数来分析，2011 年，城市每千人口卫生技术人员数为 6.48，农村每千人口卫生技术人员数为 3.08；2012 年，农村每千人口卫生技术人员数增加为 6.93，农村每千人口卫生技术人员数增加为 3.16，城市和农村每千人口卫生技术人员数比上一年增加的比例分别为 6.94% 和 2.60%。而从每千人口执业助理医师来分析，2011 年，城镇每千人口执业助理医师人数为 2.46，农村每千人口执业助理医师人数为 1.23；截至 2012 年年底，城镇每千人口执业助理医师人数增长为 2.59，比 2011 年增加了 5.28%，而农村每千人口执业助理医师人数和 2011 年相比没有增加。这表明，农村和城镇相比，公共卫生机构严重不足，农村缺医少药现象仍未得到根本改变。

表 2-22　　　　　　　　2009—2012 年湖北省卫生资源情况

	指标单位	2009 年	2010 年	2011 年	2012 年
卫生机构总数	个	10362	34362	35601	35243
卫生机构床位总数	万张	18.72	20.07	22.4	25.29
卫生人员总数	万人	29.45	34.55	31.3	38.71
每千人口注册护士数	人	1.41	1.53	1.66	1.88
每千人执业（助理）医生数	人	1.54	1.62	1.65	1.77
每千人口医疗床位数	张	3.05	3.26	3.63	4.10

资料来源：《湖北省卫生统计年鉴》（2009—2012）。

表 2-23　　　　　　2009—2012 年湖北省城乡基本公共卫生资源情况

		2009 年	2010 年	2011 年	2012 年	增长比例（%）
公共卫生服务机构数量	社区卫生服务中心（站）	1115	1142	1130	1278	14.62
	乡镇卫生院	1155	1134	1149	1161	0.52
	村卫生室	21753	22405	24112	25204	15.86
每千人床位数（张）	每千城镇人口医院和卫生院床位数	2.52	2.8	3.26	3.63	44.05
	每千农业人口乡镇卫生院床位数	1.03	1.15	1.18	1.25	21.36
每千人口卫生技术人员数	卫生技术人员					
	城市	—	—	6.48	6.93	6.94
	农村	—	—	3.08	3.16	2.60
	执业助理医师					
	城市	—	—	2.46	2.59	5.28
	农村	—	—	1.23	1.23	0.00

资料来源：《湖北省卫生统计年鉴》（2009—2012）。

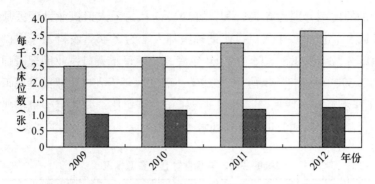

图 2 – 19   湖北省城乡居民每千人口医院和卫生院床位数

资料来源：根据《湖北省卫生统计年鉴》（2009—2012）整理得到。

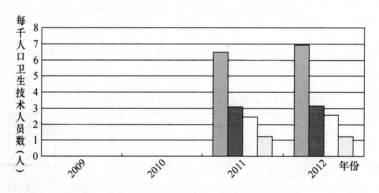

图 2 – 20   湖北省城乡居民卫生技术人员和执业助理医师统计

资料来源：根据《湖北省卫生统计年鉴》（2009—2012）。

第三节   湖北省基本公共卫生服务
需求及满意度现状

　　需求是推动经济发展和人类进步的基本动力，针对个人自身的追求和特点，每个人的需求千差万别。马克思理论将人类的全部社会需求划分为私人需求和公共需求两部分。其中，私人需求是单个人所表达的需要，而公共需求则是社会或众多个人作为一个整体时产生的需要。二者的区别在于公共需求具有整体性和需求满足的外在性。也就是说,当满足一个或一些人需要的同时,其他人也能从中获益或得到满足。农村公共卫生服务的供给状况反映了农村居民对公共服务的需求程度,对于农民而言,与城市居民相比,农村居民对公共需求具有复杂性、多样性和变动性。从操作层面来分析,农村基本公共卫生服务均等化是一个循序渐进的过程,要实现现阶段均等化目标,必须厘清和明确基本公共卫生服务的相关内容和实施,可以从两方面来分析。

　　首先,从政府在实际能力的角度来考察湖北省农村居民对公共卫生服务的需求状况。对于政府而言,应该从农村地理环境、设备条件及居民需求等特点,提供基本公共卫生服务,而提供服务的前提是,应该结合湖北的经济发展水平和现阶段政府的财政实力。其次,根据农村消费者的"供"与"需"两方面的强弱程度来划分。作为"供方"的政府与"需方"的农村居民之间形成相对一致的供给平衡状态。再次,依据农民公共卫生需求的层次性对农村公共卫生服务进行区分,即包括基础性公共卫生服务、支持性公共卫生服务和核心公共卫生服务。基础性公共卫生服务是指能对农村居民健康起着决定性作用的基本公共卫生服务;核心公共卫生服务是指能对农村居民健康改善起到重要影响的一般性公共卫生服务;支持性公共卫生服务是指有助于提高农村居民健康水平,推动农村地区居民健康水平大面积提升的公共卫生服务。充分解决好城乡居民对公共卫生服务的需求偏好和满意度状况是政府决策基本公共卫生服务的重要依据。本书面向湖北省东、中、西三个区域的城乡居民,东部选择武汉市及黄陂县蔡店乡、中部选择荆州市及县埠河镇、西部选择恩施市及长阳县高家堰镇共六个地区作为样本,每个地区发放问卷150份,对样本地区城乡居民进行入户调查,得出湖北省城乡居民对基本公共卫生服务的需求和满意度状况。

一　湖北省居民公共卫生服务需求现状

　　本书以《国家基本公共卫生服务项目》(2011年版)规定的服务内容作为指标,对样本地区居民进行入户调查,得出湖北省城乡居民对农村公共卫生服务的需求强弱次序如图2-21所示。

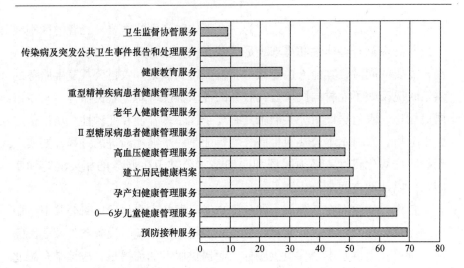

图 2 – 21   湖北省城镇居民公共卫生服务需求强弱次序统计

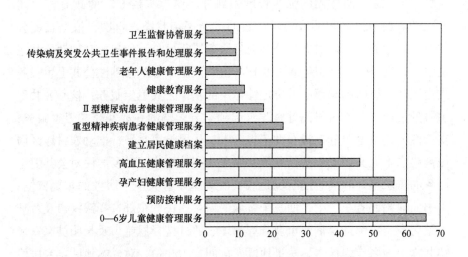

图 2 – 22   湖北省农村居民公共卫生服务需求强弱次序统计

如图 2 – 21 和图 2 – 22 所示，湖北省城乡居民基本公共卫生服务需求进行排序中，妇幼保健项目中频数较高并在 60 以上的农村占两项，分别是"0—6 岁儿童健康管理服务"和"预防接种服务"，城市有三项，相对农村多出"孕产妇健康管理服务"项目。其中"0—6 岁儿童健康管理服务"包括新生儿健康管理服务和学龄前儿童健康管理服务，"预防接种服务"包括免费和自费接种服务，"孕产妇健康管理服务"主要由社区卫生服务中心和乡镇卫生院承担。这表明城乡居民对这三项服务的需求最为迫切，城市居民更重视"预防接种服务"，其频数达到69.2；其次是"0—6岁儿童健康管理服务"项目，频数为65.6；而农村更迫切需要"0—6岁儿童健康管理服务"，频数达到65.8。另外，"孕产妇健康管理服务"项目均处于第三，城乡分别为61.7和56.2。对比该三项服务项目发现，城镇频数均高于农村，主要是由于城镇居民受教育程度较高从而致使健康意识要强于农村居民。

　　而在慢性病管理工作以及老年人健康管理方面，慢性病主要项目有"高血压健康管理服务"、"Ⅱ型糖尿病患者健康管理服务"以及"重型精神病患者健康管理服务"，其中"Ⅱ型糖尿病患者健康管理服务"与"重型精神病患者健康管理服务"两项城乡差别最为明显，城市的频数分别为45.1和34.2，分别比农村高出159.19%和47.41%，其中"重型精神疾病患者健康管理服务"开展情况并不顺利，其开展范围窄，难度大，服务方式仍处于统计人员上门走访阶段。受文化程度影响，农村居民在知晓程度、重视程度等都较城市居民要低，对这两项服务的需求也没有城市居民迫切。另外，城乡居民对针对慢性病管理服务的不同项目有不同的需求，城镇居民对Ⅱ型糖尿病患者健康管理服务的需求较迫切，其频数排位较前，而农村则更迫切需要基本公共卫生机构为其提供重型精神病患者的健康管理服务。"高血压健康管理服务"由于项目开展情况较好，高血压患病率普遍较高，且患者普遍可以享受到高血压监测与治疗等服务，因此城乡需求频数差别不明显，频数分别为48.5和46.1，但城乡差距依然存在，城镇仍高于农村。对于"老年人健康管理服务"项目，差异最明显，城镇的频数为43.9，高出农村326.21%，由于老龄化趋势在不断加快，老年人对自身健康管理的需求也在不断增加，而农村老年人对自身健康管理的需求并不强烈，主要原因是农村老年人健康意识薄弱。

　　比较"建立居民健康档案"与"健康教育服务"两项，其中"居民健康档案"内容包含免费检查项目和收费检查项目。不难发现，城乡居民对前者的需求程度均高于后者，反映出城乡居民对建档的重视程度较高，而对健康教育服务的需求度稍弱。同样，由于城镇居民的健康意识较农村居民要高，因此在建档及健康教育需求程度上，城镇的频数分别高出农村47.13%和134.19%。

　　频数最低的项目城乡均为"传染病及突发公共卫生事件报告和处理

服务"和"卫生监督协管服务",该两项都是群体性公共卫生服务,但由于该项目均是近两年新增的项目,居民对其知晓程度以及认知程度都有所欠缺,对其需求程度较低。

综上所述,城乡之间对基本公共卫生服务项目的需求不同,且存在着较大的差别,城乡居民较为重视妇幼保健的个体性服务,而最后两项依次为"传染病及突发公共卫生事件报告和处理服务"以及"卫生监督协管服务",均体现出城乡居民对于此类群体性公共卫生服务重视程度远远不足。

二　湖北省基本公共卫生服务满意度现状

(一)理论框架

本研究结合美国顾客满意度模型,在文献查阅基础上,确定个体特征因素与体系因素共同作用于居民对基本公共卫生服务的感知质量,体系因素主要通过经费标准、公共服务可及性(主要由公共卫生机构数/千人与公共卫生人员数/千人两个因素来反映)、人员专业技术水平(主要由人员的专业技术培训次数来反映)、宣传力度等影响居民对基本公共卫生服务的感知质量;个人特征因素则通过居民的年龄、性别、家庭年均收入、受教育程度等与体系因素一起作用于居民感知质量。个体因素、体系因素通过包括服务环境、服务流程规范性、服务态度、服务效果四个维度的感知质量来影响居民对基本公共卫生服务的总体满意度。

该模型包括4个结构变量、13个观测变量和5种因果关系的满意度模型,其中体系因素、个体因素、感知质量为原因变量,满意度为目标变量。模型亦可分成四个层次的指标体系,顾客满意度为一级指标;体系因素、个体因素、感知绩效为二级指标,由二级指标具体展开而得到的指标:经费标准、基本环境、年龄等为三级指标;三级指标具体展开为四级指标。

(二)问卷设计

调查问卷分为两个部分,第一部分为居民个人情况调查表,第二部分为居民对基本公共卫生服务项目的满意度调查表(根据国家基本公共卫生服务的11个项目,选择其中覆盖面较大,涉及个人较多的几个主要项目:居民健康档案建档情况、0—6岁儿童的健康规范化管理、孕产妇的健康规范化管理、老年人健康规范化管理以及慢性病健康规范化管理来设计满意度调查问卷)。选择这几个项目的原因是:0—6岁儿童是基本公共卫生服务的重点人群，问卷设计的目的主要是针对儿童完成计划免疫及接受健康体检情况，通过对儿童监护人的问卷调查并查阅摘录儿童计划免疫与保健卡的登记，记录0—6岁儿童近一年的免疫接种和健康体检情况。而孕产妇健康管理是基本公共卫生服务的一项重要内容，其中，产后访视是对产妇进行健康管理的主要服务内容，可及时发现产妇及新生儿的疾患，降低产褥期及围生儿的发病率，对提高母婴保健水平具有重要意义。

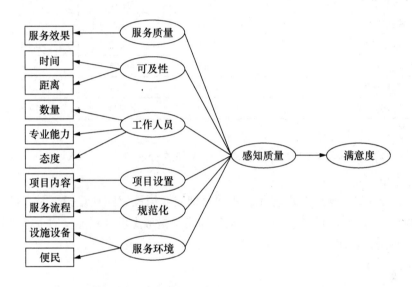

图2-23　基本公共卫生服务均等化满意度模型

（三）城乡居民满意度描述

表2-24感知质量结果分析显示，湖北省城镇居民对服务环境、服务可及性、人员技术水平、流程规范性、服务态度、服务效果和项目宣传七个指标的平均得分均高于农村居民。经t检验发现，除服务可及性、服务态度和项目宣传三项指标分值差异没有统计学意义，其余各项之间差异均有统计学意义。

总体满意度结果分析显示，城镇居民平均得分为3.38分，农村居民平均得分为3.19分。经t检验，发现差异具有统计学意义。

总体而言，城镇居民在服务环境、服务可及性、人员技术水平、流程规范性、服务态度、服务效果、项目宣传及总体满意度等方面分值均高于农村居民，这与城镇基层公共卫生服务机构建设情况好于农村，公共卫生技术人员素质和水平高于农村相符。

表 2 - 24　　　　　　　　　　湖北省城乡居民满意度描述

项目	城镇居民	农村居民	t	p
服务环境	3.58	3.32	6.469	<0.01
服务可及性	3.46	3.41	1.536	>0.05
人员技术水平	3.72	3.34	8.624	<0.01
流程规范性	3.62	3.44	4.309	<0.01
服务态度	3.51	3.46	1.682	>0.05
服务效果	3.57	3.38	4.805	<0.01
项目宣传	3.18	3.11	1.731	>0.05
总体满意度	3.38	3.19	4.783	<0.01

（四）个体因素对城乡居民满意度单因素分析

1. 性别

表 2 - 26 中经 t 检验显示，不同性别城乡居民感知质量指标及总体满意度分值差异没有统计学意义。从感知质量指标上看，男、女服务态度指标分值最高，项目宣传分值最低。

2. 年龄

表 2 - 25 中经方差分析发现，不同年龄城乡居民服务可及性、人员技术水平、服务态度指标及总体满意度分值差异具有统计学意义，服务环境、流程规范性、服务效果、项目宣传指标分值差异无统计学意义。

从感知质量结果分析来看，25 岁及以下组、26—35 岁组、46—55 岁组均对服务可及性、服务态度感知分值最高，对项目宣传指标感知分值最低；36—45 岁组对服务态度指标感知分值最高，对项目宣传感知分值最低；56—65 岁组及 65 岁以上组对服务态度感知分值最高，对服务可及性、服务流程指标感知分值最低。从总体满意度来看，年纪轻的居民总体满意度较高，可能与年轻人接受能力和领悟程度有关。

上述方差齐性检验中，不同年龄人群满意度方差齐性概率均大于显著性水平 0.05，因此不应该拒绝原假设，认为不同年龄人群满意度的总体方差无显著性差异，满足方差分析的条件。

表2-25 个体因素对城乡居民满意度单因素分析

		服务环境	服务可及性	人员技术水平	流程规范性	服务态度	服务效果	项目宣传	总体满意度
性别	男	3.44	3.46	3.31	3.35	3.69	3.44	3.19	3.16
	女	3.42	3.49	3.35	3.34	3.63	3.48	3.22	3.14
年龄	≤25岁	3.66	3.74***	3.38*	3.38	3.74***	3.66	3.19	3.35**
	26—35岁	3.56	3.75***	3.46*	3.46	3.75***	3.56	3.25	3.41**
	36—45岁	3.52	3.58***	3.42*	3.42	3.75***	3.52	3.23	3.28**
	46—55岁	3.59	3.79***	3.43*	3.43	3.79***	3.59	3.22	3.26**
	56—65岁	3.56	3.25***	3.45*	3.21	3.76***	3.56	3.30	3.20**
	>65岁	3.53	3.21***	3.36*	3.26	3.73***	3.53	3.32	2.99**
文化程度	小学及以下	3.30	3.62***	3.39	3.39	3.62***	3.57	3.35	3.03**
	初中	3.31	3.61***	3.40	3.40	3.61***	3.60	3.36	3.09**
	高中/中专	3.31	3.70***	3.68	3.48	3.70***	3.48	3.31	3.26**
	大专及以上	3.29	3.73***	3.61	3.31	3.73***	3.68	3.29	3.30**
家庭人均收入	低收入	3.62	3.72	3.53	3.42	3.59	3.62	3.28	3.14
	中等收入	3.60	3.85	3.48	3.48	3.57	3.52	3.26	3.13
	高收入	3.58	3.92	3.44	3.37	3.52	3.58	3.27	3.03
健康知识	不太了解	3.64	3.53***	3.42*	3.42*	3.64	3.52*	3.24***	3.24*
	一般了解	3.61	3.55***	3.48*	3.48*	3.61	3.54*	3.20***	3.23*
	很了解	3.58	3.63***	3.50*	3.72*	3.57	3.53*	3.24***	3.13*

注：* 表示 $p < 0.05$，*** 表示 $p < 0.01$。

表2-26 方差齐性检验结果

服务环境		服务可及性		人员技术水平		流程规范性		服务态度		服务效果		项目宣传		总体满意度	
Levene Statistic	Sig.	Levene Statistic	Sig.	Levene Statistic	Sig.	Levene Statistic	Sig.	Levene Statistic	Sig.	Levene Statistic	Sig.	Levene Statistic	Sig.	Levene Statistic	Sig.
0.765	0.515	0.478	0.756	0.558	0.643	0.636	0.657	0.789	0.492	0.832	0.387	0.911	0.311	0.653	0.593

接下来，采用 LSD 方法对不同年龄人群的总体满意度进行多重比较检验。

表 2 - 27　　　　　　不同年龄人群的总体满意度多重比较检验

I 组	J 组	均值差 (I - J)	标准差	Sig.	95% Confidence Interval	
					Lower Bound	Upper Bound
≤25 岁	26—35 岁	-0.059	1.812	0.074	-0.066	-0.052
	36—45 岁	0.068	1.812	0.066	0.061	0.075
	46—55 岁	0.091 *	1.812	0.044	0.084	0.098
	56—65 岁	0.147 *	1.812	0.012	0.140	0.154
	>65 岁	0.361 *	1.812	0.003	0.354	0.368
26—35 岁	≤25 岁	0.059	1.812	0.074	0.052	0.066
	36—45 岁	0.132 *	1.812	0.021	0.125	0.139
	46—55 岁	0.149 *	1.812	0.011	0.142	0.156
	56—65 岁	0.213 *	1.812	0.005	0.206	0.220
	>65 岁	0.422 *	1.812	0.001	0.415	0.429
36—45 岁	≤25 岁	-0.068	1.812	0.066	-0.075	-0.061
	26—35 岁	-0.132 *	1.812	0.021	-0.139	-0.125
	46—55 岁	0.021	1.812	0.091	0.014	0.028
	56—65 岁	0.080	1.812	0.058	0.073	0.087
	>65 岁	0.283 *	1.812	0.005	0.276	0.290
46—55 岁	≤25 岁	-0.091 *	1.812	0.044	-0.098	-0.084
	26—35 岁	-0.149 *	1.812	0.011	-0.156	-0.142
	36—45 岁	-0.021	1.812	0.091	-0.028	-0.014
	56—65 岁	0.062	1.812	0.071	0.055	0.069
	>65 岁	0.261 *	1.812	0.004	0.254	0.268
56—65 岁	≤25 岁	-0.147 *	1.812	0.012	-0.154	-0.140
	26—35 岁	-0.213 *	1.812	0.005	-0.220	-0.206
	36—45 岁	-0.080	1.812	0.058	-0.087	-0.073
	46—55 岁	-0.062	1.812	0.071	-0.069	-0.055
	>65 岁	0.211 *	1.812	0.005	0.204	0.218
>65 岁	≤25 岁	-0.361 *	1.812	0.003	-0.368	-0.354
	26—35 岁	-0.422 *	1.812	0.001	-0.429	-0.415
	36—45 岁	-0.283 *	1.812	0.005	-0.290	-0.276
	46—55 岁	-0.261 *	1.812	0.004	-0.268	-0.254
	56—65 岁	-0.211 *	1.812	0.005	-0.218	-0.204

注: * 表示 p < 0.050。

不同年龄段人群总体满意度的多重检验结果表明，65岁以上人群的总体满意度与其他各年龄段均存在显著性差异；56—65岁人群和26—55岁人群的总体满意度没有差异，和其他人群存在显著性差异。

3. 文化程度

表2-25中，经方差分析发现，不同文化程度居民在服务可及性、服务态度指标及总体满意度上差异具有统计学意义，在服务环境、人员技术水平、流程规范性、服务效果、项目宣传指标分值差异无统计学意义。

从感知质量指标来看，小学及以下组、初中组对服务可及性指标感知分值最高，对服务环境指标感知分值最低；高中/中专组、大专及以上组对人员技术水平、服务态度指标感知分值最高，对服务环境、项目宣传指标感知分值最低。从总体满意度来看，被调查居民的文化程度越高，其总体满意度越高，可能因为被调查对象知识水平越高，其医疗及公共卫生信息获取能力越强。

表2-28　　　　　　　　　　　　方差齐性检验结果

服务环境		服务可及性		人员技术水平		流程规范性		服务态度		服务效果		项目宣传		总体满意度	
Levene Statistic	Sig.	Levene Statistic	Sig.	Levene Statistic	Sig.	Levene Statistic	Sig.	Levene Statistic	Sig.	Levene Statistic	Sig.	Levene Statistic	Sig.	Levene Statistic	Sig.
0.743	0.504	0.469	0.738	0.512	0.649	0.683	0.633	0.749	0.511	0.866	0.398	0.923	0.328	0.671	0.623

上述方差齐性检验中，不同文化程度居民满意度方差齐性的概率均大于显著性水平0.05，因此不应该拒绝原假设，认为不同文化程度居民满意度的总体方差无显著性差异，满足方差分析的条件。

接下来，采用LSD方法对不同文化程度的居民的总体满意度进行多重比较检验。

不同文化程度人群总体满意度的多重检验结果表明：小学及以下组与高中/中专组之间、初中组与高中/中专组之间、大专及以上组与小学组之间在总体满意度上存在显著性差异；而小学组与初中组、高中/中专组与大专组之间的差异没有显著性水平。

表 2 - 29   不同文化程度居民总体满意度多重比较检验

I 组	J 组	均值差 (I - J)	标准差	Sig.	95% Confidence Interval	
					Lower Bound	Upper Bound
小学及以下	初中	- 0.062	1.653	0.071	- 0.068	- 0.056
	高中/中专	- 0.231 *	1.653	0.006	- 0.237	- 0.225
	大专及以上	- 0.269 *	1.653	0.005	- 0.275	- 0.263
初中	小学及以下	0.062	1.653	0.071	0.056	0.068
	高中/中专	- 0.171 *	1.653	0.011	- 0.177	- 0.165
	大专及以上	- 0.213 *	1.653	0.007	- 0.219	- 0.207
高中/中专	小学及以下	0.231 *	1.653	0.006	0.225	0.237
	初中	0.171 *	1.653	0.011	0.165	0.177
	大专及以上	- 0.044	1.653	0.096	- 0.050	- 0.038
大专及以上	小学及以下	0.269 *	1.653	0.005	0.263	0.275
	初中	0.213 *	1.653	0.007	0.207	0.219
	高中/中专	0.044	1.653	0.096	0.038	0.050

注: * 表示 $p < 0.05$。

4. 家庭人均年收入

表 2 - 25 中, 经方差分析显示, 不同家庭人均年收入的城乡居民在服务环境、服务可及性、人员技术水平、流程规范性、服务态度、服务效果、项目宣传指标及总体满意度分值差异无统计学意义。从感知质量指标来看, 服务可及性分值最高, 项目宣传分值最低。

上述方差齐性检验中, 不同家庭人均年收入的居民满意度方差齐性概率均大于显著性水平 0.05, 因此不应该拒绝原假设, 认为不同家庭人均年收入的居民满意度总体方差无显著性差异, 满足方差分析的条件。

表 2 - 30   方差齐性检验结果

服务环境		服务可及性		人员技术水平		流程规范性		服务态度		服务效果		项目宣传		总体满意度	
Levene Statistic	Sig.	Levene Statistic	Sig.	Levene Statistic	Sig.	Levene Statistic	Sig.	Levene Statistic	Sig.	Levene Statistic	Sig.	Levene Statistic	Sig.	Levene Statistic	Sig.
0.812	0.314	0.439	0.718	0.545	0.679	0.635	0.698	0.799	0.491	0.831	0.341	0.942	0.358	0.771	0.563

接下来，采用 LSD 方法对不同家庭人均年收入居民的总体满意度进行多重比较检验。

表 2 - 31　　　　不同家庭人均年收入的居民的总体满意度多重比较检验

I 组	J 组	均值差 (I - J)	标准差	Sig.	95% 的置信水平	
					Lower Bound	Upper Bound
低收入	中等收入	0.011	1.915	0.156	0.003	0.019
	高收入	0.112 *	1.915	0.025	0.104	0.120
中等收入	低收入	-0.011	1.915	0.156	-0.019	-0.003
	高收入	0.103 *	1.915	0.031	0.095	0.111
高收入	低收入	-0.112 *	1.915	0.025	-0.120	-0.104
	中等收入	-0.103 *	1.915	0.031	-0.111	-0.095

注：* 表示 p < 0.05。

不同家庭人均年收入的居民总体满意度多重比较检验显示：高收入组与中、低收入组之间在总体满意度上存在显著性差异；中低收入组之间差异没有达到显著性水平。

5. 健康知识

表 2 - 25 中，经方差分析显示，健康知识了解程度不同，对城乡居民在服务可及性、人员技术水平、流程规范性、服务效果、项目宣传指标及总体满意度分值差异具有统计学意义，在服务环境、服务态度指标分值差异无统计学差异。

表 2 - 32　　　　　　　　　方差齐性检验结果

服务环境		服务可及性		人员技术水平		流程规范性		服务态度		服务效果		项目宣传		总体满意度	
Levene Stat-istic	Sig.	Levene Stat-istic	Sig.	Levene Stat-istic	Sig.	Levene Stat-istic	Sig.	Levene Stat-istic	Sig.	Levene Stat-istic	Sig.	Levene Stat-istic	Sig.	Levene Stat-istic	Sig.
0.632	0.614	0.539	0.618	0.745	0.579	0.685	0.598	0.769	0.511	0.872	0.351	0.961	0.258	0.721	0.563

从感知质量指标来看，对健康知识不太了解和一般了解的居民在服务环境、服务态度指标感知分值最高，对项目宣传指标感知分值最低；对健康知识很了解的居民在流程规范性指标感知分值最高，对项目宣传感知分

值最低。从总体满意度看，健康知识很了解的居民总体满意度最低，健康
知识不太了解和一般了解的居民总体满意度略有差距，这可能与具有较多
健康知识的居民自身健康意识较强，对基本公共卫生服务的需求层次较高
有关。

上述方差齐性检验中，不同健康知识水平的居民满意度方差齐性的概
率均大于显著性水平 0.05，因此不应该拒绝原假设，认为不同健康知识
水平的居民满意度的总体方差无显著性差异，满足方差分析的条件。

接下来，采用 LSD 方法对不同健康知识水平居民的总体满意度进行
多重比较检验。

表 2-33　　　不同健康知识水平的居民的总体满意度多重比较检验

I 组	J 组	均值差 (I-J)	标准差	Sig.	95% 的置信水平	
					Lower Bound	Upper Bound
不太了解	一般了解	0.013	1.568	0.157	0.008	0.018
	很了解	0.112*	1.568	0.024	0.107	0.117
一般了解	不太了解	-0.013	1.568	0.157	-0.018	-0.008
	很了解	0.102	1.568	0.030	0.097	0.107
很了解	不太了解	-0.112*	1.568	0.024	-0.117	-0.107
	一般了解	-0.102	1.568	0.030	-0.107	-0.097

注：* 表示 p<0.05。

不同健康知识水平居民总体满意度的多重检验结果表明，不太了解组
和很了解组之间存在显著性差异，与一般了解组之间没有显著性差异；一
般了解组和很了解组之间也不存在显著性差异。

总体而言，城乡居民个体因素中，性别和家庭人均年收入的差别对居
民感知质量各指标的分值差异无统计学意义，而年龄、文化程度及健康知
识差别对一些感知质量指标分值差异具有统计学意义。

第三章 湖北省基本公共卫生服务经验总结

第一节 湖北省总体公共卫生服务工作经验总结

发展卫生事业是人民生活质量改善的重要标志，是实现经济和社会可持续发展的重要保障。2013年上半年，湖北省卫生系统在坚持"稳中求进"总基调下，为实现"健康幸福湖北"的建设目标，以"六百工程"项目实施为抓手，以"卫生资源倍增战略"为引领，湖北省各项卫生工作取得初步成效，全省卫生事业保持良好的发展态势。

一 制度建设基本完善

全省在实施基本公共卫生服务均等化工作以来，出台了具有纲领性、指导性的文件，如《湖北省促进基本公共卫生服务逐步均等化实施意见》、《湖北省基本公共卫生服务项目补助资金管理办法》、《湖北省基本公共卫生服务考核办法》等文件。为实现湖北省基本公共卫生服务的均等化，湖北省卫生系统成立了协调卫生管理机构的基本公共卫生服务项目管理办公室，组建了项目技术指导专家库，配套建立了信息报送制度和督导考核工作制度。全省各级卫生行政部门结合实际情况，对项目实施方案、服务规范、绩效考核办法、资金管理办法等有关内容进一步细化，明确各部门、各机构职责，合理确定项目目标，细化考核指标，为项目工作开展提供了全方位制度保障。

（一）规范服务项目内容

湖北省在国家基本公共卫生服务规范的基础上，结合全省实际需要，陆续印发了基本公共卫生服务项目工作方案、规范化城乡居民健康档案、疾病预防控制项目操作手册、孕产妇和儿童保健项目实施方案、健康教育工作实施方案等操作技术规范及要求，这些技术规范得到进一步完善，确保湖北省基本公共卫生服务项目顺利展开。

在规范基本公共卫生项目服务内容基础上，湖北省要求基层医疗机构向社会、群众公开公示基本公共卫生服务免费项目，并通过重点人群管理手册发放方式，对免费服务项目和健康教育知识进行宣传，接受社会群众的监督。同时通过公示可提供免费服务的机构名单，引入竞争机制，最终丰富了公共卫生服务形式，也促使了基层医疗卫生机构积极开展基本公共卫生服务，强化了基层预防保健职能，丰富了基层医疗卫生机构服务内涵。

（二）创新绩效考核机制

2010 年，湖北省卫生厅出台了《湖北省基本公共卫生服务项目考核办法》，2011 年，省基本公共卫生服务项目办又组织相关人员进行修订，建立县（市、区）全面考核、市（州）检查复核、省级抽查的督导检查与项目考核相结合的三级考评体系。现阶段，湖北省已健全完善了以服务数量、服务质量和患者满意度为核心的绩效考核机制，并且鼓励引入第三方考核，将考核结果与绩效工资总量、财政补助、医保支付等挂钩，与医务人员收入挂钩。各地从实际出发，在平稳实施绩效工资的基础上，结合医务人员工作特点，适当提高奖励性绩效工资比例，合理拉开收入差距，体现多劳多得、优绩优酬。

湖北省项目办为了更加精细化、规范化指导各地实施基本公共卫生服务项目考核机制，引导并组织疾控与妇幼相关专家编制了重点人群管理手册，同时在全省范围全面启动管理手册使用工作。管理手册主要覆盖 6 类重点人群，即 0—6 岁儿童、孕产妇、老年人、高血压、糖尿病患者、重型精神疾病患者，省项目办为使项目服务流程化、管理规范化、考核精细化，项目考核依据由基本公共卫生服务政策与个性化健康知识宣传、定点机构名单、免费项目、随访记录、服务券等构成，以确保城乡居民基本公共卫生服务切实得到实惠。

（三）健全资金管理方法

为提高资金使用效益，全省根据《财政部卫生部关于印发基本公共卫生服务项目补助资金管理办法的通知》（财社〔2010〕311 号）和省卫生厅、省财政厅、省人口和计划生育委员会《湖北省关于促进基本公共卫生服务逐步均等化的意见》（鄂卫发〔2009〕67 号）等有关规定，制定了更为有效的资金管理方法，即《湖北省基本公共卫生服务项目补助资金管理办法》。

在资金筹集与拨付方面，全省规定县（市、区）级财政部门承担基本公共卫生服务补助资金安排、拨付及管理的主体责任。中央财政通过专项转移支付对地方开展基本公共卫生服务予以补助。省级和县（市、区）财政在编制年度预算时要按照分级负担比例、本地常住人口和经费标准足额安排补助资金预算。各地财政可根据本地基本公共卫生服务需求和财政承受能力，适当增加服务项目内容，提高经费补助标准。各地主要通过政府购买服务的方式对村卫生室进行合理补助。卫生部门在核定村卫生室承担公共卫生服务项目和服务人口数量能力的基础上，安排一定比例的基本公共卫生服务工作量由村卫生室承担，并在考核基础上落实相应补助经费。在资金管理与使用方面，基层医疗卫生机构要按规定使用补助资金，根据基本公共卫生服务成本补偿参考标准，将补助资金用于相关人员支出以及开展基本公共卫生服务所需必要的耗材等公用经费支出，不得将补助资金用于基层医疗卫生机构的基础设施建设、设备配备和人员培训等其他支出。在资金监督方面，各级财政、卫生部门严格执行《财政违法行为处罚处分条例》（国务院令第 427 号），加强对基本公共卫生服务项目补助资金的管理和监督，并要及时将本地区补助资金分配使用情况上报上级财政、卫生部门。

二　公共卫生事业投入逐渐加大

近几年来，全省为满足社会公众基本物质文化生活需要，实现基本公共卫生服务均等化，全省各级政府加大对公共卫生事业的投入，主要表现在三个方面。

（一）加大服务项目投入力度

全省在服务项目上持续投入，旨在为社会公众提供更多更优质的公共产品和服务项目。2009 年，省财政投入 8.34 亿元在现代农业项目建设、农业综合开发、农业低产田的改造等项目上；在低保补贴和廉租房补贴上投入 9 亿多元；在农村医疗保障方面投入 30 个亿；在免费义务教育事业中投入了 37 亿元，并基本上实现了新中国成立以来农村真正意义上的"义务教育"。近几年，全省农村每年增加 30 万人进入最低生活保障范围，至 2010 年全省基本实现了应保尽保，农村低保人数已经扩大到了 200 万。另外，"十一五"期间，全省为实现城乡基本公共卫生服务均等化，实施农村大病救助约 50 万人次。到 2010 年，各县也基本落实了相应配套经费，据数据统计，中央和省基本公共卫生项目共投入 6.7 亿元。"公共卫生惠民工程"、

"妇幼保健五免一补健康工程"、"妇女健康行动"、"免疫预防接种安全行动"等项目在全省全面展开，全省启动了"健康湖北"的全民行动计划。总之，财政资金投入力度的加大，促使全省实现基本公共卫生服务均等化。

（二）卫生资源总量持续扩增

全省在"卫生资源倍增战略"的引领下，以公共卫生和基层医疗卫生为重点，卫生资源总量有序扩增。各级政府卫生投入累计达 348 亿元，占财政支出比例从 2.72% 上升到 3.92%，是"十五"时期的 4 倍。2010年，全省医疗卫生机构固定资产总值以及专业设备总值分别达到 464 亿元和 196 亿元，比 2005 年分别增长 93% 和 73%。2010 年，全省卫生人员排名全国第 8 位，达到 34.54 万人，其中执业医师（含助理）排全国第 9位，达到 9.97 万人；注册护士排全国第 7 位，达到 9.4 万人；卫生机构病床数排全国第 9 位，达到 20.07 万张。至 2013 年上半年，4127 所村卫生室已经开展乡村医生签约服务工作，共签约 71 万户农户、签约 207 万农民。为增强全省卫生事业的发展活力和后劲，全省开始注重实施多层次卫生人才培养工作。截至 2013 年 6 月底，全省千人口注册护士达到 2.00人，千人口执业（助理）医师达到 1.89 人，千人口床位数达到 4.38 张，较 2012 年有大幅度提高。可见，政府对卫生事业投入的大幅度增加，促进了全省卫生事业的大发展。

（三）卫生服务体系建设加快

全省围绕区域医疗中心、县级医疗机构和卫生监督机构三大体系，继续加强卫生服务体系建设和基层医疗卫生机构建设。2013 年上半年全省已完成卫生基本建设投资 671471 万元，占全年计划的 81.9%。至 2012 年，全省先后建设部分省和市州级综合医院、市州血站 16 个、市州级中医院 11个、市州级传染病专科医院 13 个、市州级医疗急救中心 13 个、疾病预防控制中心 82 个、县级传染病区 75 个、县级医院 68 个、县级妇幼保健院 42个、区域性麻风病防治中心 6 个、精神卫生中心 6 个、城市社区卫生服务中心 157 个、乡镇卫生院 827 个、村卫生室 13000 个。全省推进了"6 个 5"的基层卫生人才培养工程重点培养农村全科医生，建立了有利于社区卫生服务机构与城市医院、预防保健机构密切配合、合理分工、相互补充、双向转诊的并以社区卫生服务为基础的新型城市医疗卫生服务体系。全省90% 的县级以上综合医院和 75% 的乡镇卫生院设有中医科和中药房，57%的乡村医生能够提供中医药服务，建立了以县级医院为龙头、以乡镇卫生院为骨干、以村卫生室为基础的农村医疗卫生服务体系。卫生服务体系的加快发展与完善，为群众提供了越来越便捷、价廉的基本公共卫生服务。

三　公共卫生服务保障能力增强

近年来，随着湖北省公共卫生服务事业的推进，全省对人民群众公共卫生服务的保障能力也有所增强，以下三方面均有所体现。

（一）医疗保障能力持续增强

2012年，湖北省新型农村合作医疗制度实现试点到全面覆盖的转变，全省覆盖人数由418万人增加到3833万人，人均筹资标准由30—35元增加到150元，住院费用报销比例在政策范围内达到了60%，97%的地区实施了门诊统筹。2013年，全省新农合覆盖人口达到3925万人，比2012年增加了92万人，参合率达到99.2%，其中共有5633万人次从中受益，较2012年政策范围内住院费用报销比例增长了15.3%，达到了75.3%；为了减轻人民群众医药费用负担，新版520种国家基本药物全部纳入新农合报销范围；为提高农村儿童重大疾病医疗保障水平试点工作，全省将重大疾病医疗保障病种扩大到22个，23473人大病患者从中受益，实际补偿比达到71.9%，参合农民受益面进一步扩大；全省已建成87个医疗联合体，初步形成了基层首诊、双向转诊、分级医疗的服务模式。全省落实基本公共卫生服务项目，医疗保障能力不断增强，提高了城乡居民的受益水平及医疗卫生服务满意度。

（二）疾病预防控制能力大幅提升

近几年，湖北省疾病预防控制体系不断完善，重大疾病预防控制取得明显成效，疾病预防控制能力大幅提升。全省建立了艾滋病疫情监测网络和医疗救治体系，初步遏制了艾滋病蔓延势头，并且有效开展了禽流感疫情防控工作，成功阻断了外地疫情输入，阻止了本地疫情发生，全省甲、乙类传染病发病水平保持平稳态势，未发生重大传染病流行。至2012年，全省累计发现14.8万起传染性肺结核病例，已治愈13.3万。全省组织实施扩大免疫规划取得了显著的成效，并实现了国家免疫规划跨越式发展，通过这次规划，有效疫苗种类扩大到14种，疫苗可预防传染性疾病发病率显著下降。另外，通过实施整县推进、综合治理，血吸虫疫情降低到历史最低水平，人畜感染率下降到3%以下。为了保持水源清洁，防止血吸虫等疫情传染，全省深入开展健康教育活动，实施农村改水改厕等卫生项目，疾病预防控制能力显著增强，人民群众健康得到保障。

（三）卫生服务质量管理力度加大

"十一五"规划期间，湖北省积极开展"医院管理年"、"医疗质量荆楚行"和"医疗质量万里行"活动，在全省 322 家医院建立并推行院务公开制度，不断加强医院感染管理、医疗质量安全管理，并且规范了医疗服务行为，医疗服务管理力度加大。为提高临床护理质量，全省加强护理队伍建设，开展优质护理服务示范工程。58 家三级医院坚持开展对口 87家县级医院，提升了县级医院医疗服务能力。2013 年，湖北省高度重视医疗质量安全、重大疾病防控关口前置等工作。全省开展专项整治活动，如基层医疗机构集中整顿、放射诊疗监督检查等。此外，新成立省级医疗质量控制中心 16 个，食品安全风险监测点 73 家。孕产妇住院分娩率达到99.95%，孕产妇系统管理率达 92%，3 岁以下儿童系统管理率达 90%。在 H7N9 禽流感疫情防控工作中，全省通过加强卫生服务质量管理，加强疫情防控关口前置工作，成功阻断了外地疫情输入，阻止了 H7N9 禽流感疫情在本地的发生。卫生服务质量管理力度的加大，也成为人民群众健康的有力保障。

四 公共卫生服务工程不断创新

近几年，湖北省在"竞进提质"改革创新方面大胆探索。省卫生厅组织开展了"省级示范社区卫生服务中心"创建活动、"湖北省农村居民健康工程先进县"创建活动；启动了卫生十强县（市）创建活动，"百镇千村"示范卫生机构评选活动；实施"百个县级临床重点专科"建设，开展"四化"乡镇卫生院创建活动；推进疾病预防控制"强基工程"，社区卫生服务中心"一科一堂一室一屋"的"四个一"工程建设，不断改善基层医疗卫生机构基础条件，完善服务功能，提高服务能力；创建"医学领军人才培养工程"、"万名医师支援农村卫生工程"等，积极推进基本公共卫生管理人员、农村公共卫生机构专业人员的素质培养和技能培训；全省还相继启动一批舒民忧、解民难的卫生惠民工程：尿毒症患者"血透工程"、贫困白内障患者"复明工程"、唇腭裂患儿修复"微笑工程"、小儿先心病救治"春苗工程"等。此外，全省以电子病历为核心的医院信息化建设试点工作取得显著成效。2013 年，全省 79%的三级综合医院已经建立了较为规范的电子病历系统，城乡居民健康档案规范化电子建档率达到 65%以上，已开通并启用"1＋5"、"2＋17"远程医疗会诊系统，省市县卫生应急视频会议系统覆盖率达 100%。

五　"十二五"规划推动卫生资源合理配置

"十二五"期间,是湖北省深入贯彻落实科学发展观、实现全面建设小康社会目标承前启后的关键时期;是全面实施"两圈一带"战略,加快构建促进中部地区崛起重要战略支点机遇期;也是深化医药卫生体制改革、推进卫生事业健康协调发展的关键时期。近年来,湖北省抓住编制实施"十二五"规划、区域卫生规划和医疗机构设置规划有利时机,通过明确卫生事业改革与发展重点领域和关键环节,在卫生事业发展结构调整、转变方式、协调发展方面实施科学调控,推动卫生资源合理配置,确保全省卫生事业与经济社会发展水平相适应,更好地为全省经济建设、人民健康服务。

(一)　区域卫生规划和医疗机构设置规划编制工作全面完成

为合理配置医疗卫生机构人员、设备和床位等,2011年年初,经省政府同意,湖北省卫生厅会同省发改委、省财政厅出台《湖北省卫生资源配置标准》和《湖北省医疗机构设置规划指导意见》,并要求全省以市州为单位编制区域卫生规划与医疗机构设置规划。全省医疗机构设置规划以区域内居民的实际医疗服务需求为依据,旨在合理配置利用医疗卫生资源并公平地向全体居民提供高质量基本医疗服务,通过实施属地化和全行业管理,将各级各类医疗机构纳入所在地卫生行政部门的统一规划、设置和布局,实行统一准入、统一监管。根据各地达到近几年病床变动和医师变动情况,结合未来人口变动和居民潜在医疗需求,到2015年,达到各市(州)的病床配置标准以及医师(含执业医师和执业助理医师)配置标准(见表3-1)。两个规划的出台,对优化卫生资源配置,促进卫生事业科学发展、跨越式发展具有十分重要的指导意义。

表3-1　湖北省各市州病床配置标准和医师配置标准 (2015年年末)

市州	床位总数	千人口病床	医师总数	千人口医师
全省	253220—284260	4.0—4.5	121850—134970	1.95—2.15
武汉市	59900—64200	7.0—7.5	27800—30600	3.25—3.58
黄石市	11000—12400	4.2—4.7	5300—5800	2.00—2.20
十堰市	15000—17000	4.2—4.7	7200—7900	2.00—2.20
宜昌市	17400—19500	4.2—4.7	8300—9100	2.00—2.20
襄樊市	24000—27000	4.0—4.5	10800—11900	1.80—2.00

续表

市州	床位总数	千人口病床	医师总数	千人口医师
鄂州市	4400—5000	4.0—4.5	2000—2200	1.80—2.00
荆门市	12300—13800	4.0—4.5	5600—6100	1.80—2.00
恩施州	16200—18200	4.0—4.5	7300—8000	1.80—2.00
神农架林区	320—360	4.0—4.5	150—170	1.80—2.00
荆州市	23200—26500	3.5—4.0	10600—11900	1.60—1.80
咸宁市	10300—11800	3.5—4.0	4700—5300	1.60—1.80
黄冈市	22000—26000	3.0—3.5	12000—13500	1.60—1.80
随州市	7800—9000	3.0—3.5	4200—4700	1.60—1.80
孝感市	16000—18000	3.0—3.5	8600—9700	1.60—1.80
仙桃市	4800—5600	3.0—3.5	2600—2900	1.60—1.80
潜江市	3600—4100	3.0—3.5	2100—2300	1.60—1.80
天门市	5000—5800	3.0—3.5	2600—2900	1.60—1.80

资料来源：由湖北省卫生资源配置标准整理而得（2011—2015 年）。

（二）大型医用设备规划编制工作顺利完成

为确保大型医用设备配置与卫生事业发展相适应，湖北省卫生厅编制了《湖北省"十二五"乙类大型医用设备配置规划》和《湖北省 2011—2015 年 PET – CT 配置规划实施方案》。同时为加强大型医用设备配置的规划管理，省卫生厅根据《湖北省卫生资源配置标准（2011—2015 年）》和现有大型设备资源使用情况，确定各级各类医疗机构大型设备配置标准，并对其实行总量控制，如表 3 – 2 所示是到 2015 年，湖北省各市州大型医用设备配置标准。

（三）其他专项规划的合理编制与实施

全省各州市在开展上述规划编制工作的同时，结合各地实际情况，启动了其他专项规划编制工作。如宜昌市为实施"一主两副"战略，充分发挥带动区域经济发展的作用，市政府主要领导在土地供应、搬迁、规划布局等方面多次调研并给予支持。根据宜昌市具体发展状况，由市规划局编制了 2011—2030 年城区医疗卫生设施专项规划。市卫生局还编制了城区主体医疗机构十年建设发展用地规划，已上报市政府审议。武汉市为发挥中部地区中心城市的带动作用，并打造中部地区医疗中心，武汉市政府要求国土规划局、卫生局联合启动 2010—2020 年医疗卫生布局规划编制工作，将在武汉各级各类大中型医院全部纳入规划范围，分别划定中心

表 3 - 2　　　　　　　2015 年湖北省各市州大型医用设备配置标准

市州	CT	MRI	DSA	LA	SPECT
全省合计	479	182	145	130	48
武汉市	67	35	28	16	5
黄石市	24	7	4	4	2
十堰市	34	12	8	9	3
宜昌市	40	15	12	9	3
襄樊市	40	15	11	10	3
鄂州市	9	3	3	3	1
荆门市	24	7	5	6	2
恩施州	29	9	6	5	2
神农架林区	3	1	0	0	0
荆州市	39	15	9	7	3
咸宁市	27	7	4	4	2
黄冈市	36	10	6	9	2
随州市	15	4	3	3	2
孝感市	33	9	5	6	3
仙桃市	7	3	2	2	1
潜江市	7	3	3	3	1
天门市	9	3	2	2	1

资料来源：湖北省卫生资源配置标准（2011—2015 年）。

城区与新城区医疗机构用地控制界限，制定医疗卫生机构周边土地优先供给的保障措施。

第二节　湖北省各州市基本公共卫生服务均等化经验借鉴

一　武汉市社区卫生服务体系

武汉市构建社区卫生服务以来，为提高医卫水平，减轻居民看病压力，市政府加大投入力度和政策保障，不断强化社区卫生服务功能，构建和完善城市社区卫生服务网络，为居民提供了方便、安全、经济、有效的社区卫生服务。武汉市构建社区卫生服务体系的做法与经验，集中体现在"四大举措、三项政策、五项改革"三个方面。

（一）"四大举措"

武汉市构建社区卫生服务以来，社区卫生服务机构门诊量和住院量均大幅增长，在很大程度上说明社区卫生服务具有较强的辐射力和吸引力。而这一成效的取得，得益于武汉市在构建过程中推出的"四大举措"。

一是武汉市基于"合理布局、便民利民"的原则，对社区卫生服务机构设置进行了科学规划布局，不断完善社区卫生服务网络。目前已建设社区卫生服务中心遍布居民小区，居民在很短时间内步行即可到达就诊。

二是创新社区卫生服务模式，并加强其功能。根据居民需求状况，市各社区卫生服务机构将传统的"坐堂行医"的被动服务转变为"上门服务"主动方式，在人员配置方面，社区服务机构成立了"家庭医生服务团队"，团队由专业的全科医生、公共卫生医生和社区护士组成。通过划分服务责任社区，发放家庭医生联系卡，并与居民家庭签订协议，为社区居民提供了连续性、规范化的基本医疗和公共卫生服务，同时充分发挥中医药简、便、效、廉的优势为社区居民提供特色服务。另外，划分了服务重点人群，其中包括儿童、妇女、老年人、残疾人、慢性病人、贫困居民、外来人口，针对这些特殊人群开展"六上门"服务，即上门访视、家庭出诊、家庭病床、家庭护理、家庭健康指导、家庭康复指导等。

三是各社区加强人才队伍建设，不断提高社区卫生服务水平。针对全科医生、社区护士和其他卫生技术人员情况，各社区实施"社区卫生技术人员培训计划"，以提高他们的服务能力。通过对大医院优势资源的利用，开展"千名医生下基层"和"对口支援"活动，对社区医务卫生人员进行"传、帮、带"，这样不仅解决了居民看病难问题，还提高了社区的医疗技术以及卫生服务能力水平。在此基础上，市政府积极鼓励"老医生进社区"，并由市政府给予津贴补助，各区还出台优惠政策，吸引大批大学生到社区卫生服务机构工作。各社区人才建设取得显著成效，并初步缓解了社区卫生服务队伍后继乏人问题。

四是打造武汉市社区卫生服务品牌。为规范全市社区卫生服务行为，创建了"武汉市社区卫生服务机构品牌识别系统"，并在全市社区卫生服务机构形成了"五个统一"标准化建设，即机构标识、标牌、布局、颜色、服装，很大程度上改善了机构的服务环境与条件，并形成武汉市社区卫生服务品牌效应。

（二）"三项政策"

在大力推进基本医疗保障进社区过程中，为建立社区卫生服务体系提供保障，武汉市出台了"三项政策"。一是经费补助政策。在机构建设上，为给居民提供一个良好的服务环境，对全市社区卫生服务机构的房屋进行维修和改造，并按每个社区卫生服务中心20万元、每个卫生服务站2万元标准实施经费补助。在设备配置上，为改善社区卫生服务信息化设施，政府投入近2000万元，使社区卫生服务站全部达到国家规定的医疗设备配置标准。从2005年起，武汉市、区两级政府还下拨公共卫生专项经费给每一个常住人口；同时，各区政府共投入近亿元，为街道卫生院转制机构的职工（包括退休人员）购买养老保险。二是医保引导政策。市政府优先将社区卫生服务机构确定为医保定点机构，为有效引导参保人员到社区医院就诊，从2005年起，降低了他们在社区卫生服务机构就医的个人自付比例和住院起付标准。三是机构用房保障政策。在制定城市建设规划时，必须将社区卫生服务机构业务用房纳入城市公共设施建设规划、审批、建设的三个环节。也就是说，在新建居民区和旧城改造时，开发商必须配套建设和还建社区卫生服务机构业务用房。所在区政府对租用私房的社区卫生服务站分别按每站每月500—1000元的标准予以补助，而房管部门对租用公房的社区卫生服务机构减免租金40%—50%。

（三）"五项改革"

2005年以来，武汉市为促进社区卫生服务事业的健康发展，还推行了"五项改革"措施。一是对社区公共卫生服务模式进行改革。为建设标准化公共卫生科，由各社区卫生服务中心统一建立家庭健康档案、传染病防治、慢性病防治、妇幼保健和健康教育的五大类20项公共卫生服务职能，市民可免费享受这五大类20项公共卫生服务。二是"五免六减"社区基本医疗服务优惠政策的实施。"五免六减"优惠政策就是对到社区卫生服务机构就诊的人员免收普通门诊挂号、注射服务、住院诊疗等5项费用，对低保人员的血常规、肝功能、心电图等6项检查费用减免20%。三是试行"社区首诊"，建立"双向转诊"机制。武汉市从2006年起，在青山区开展社区首诊和双向转诊试点，并探索"小病放心进社区，大病顺利进医院，康复平安回社区"的分级医疗服务新模式。四是对药品管理办法进行改革。为降低药品零售价格，武汉市首先实施药品统一配送制，从 2005 年起，各区卫生局以招标方式选择一级市场药品批发商，在确保药品（耗材）质量的前提下，按本地市场最低供货价格直接将药品配送至社区卫生服务机构，这样最大限度地压缩了中间环节的价格差额，使社区卫生服务机构药品零售价下降了 20% 左右。随后，探索"医药分开"改革，也就是将用于社区医疗服务的药品、医用器械、耗材的经营权、药房管理权交给医药公司，取消社区卫生服务中心药房，由医药公司统一出售药品，使得药品价格平均下降了 40% 左右。五是对社区卫生服务第三方评价机制进行探索。2006 年，全市统一印制居民意见反馈表，由居民群众参与对辖区社区卫生服务机构的知晓程度、服务项目、服务流程、服务态度等内容进行评价，居民通过"邮资总付"专用邮件反馈意见表，并由邮政部门负责统计、计算满意度。

二　鄂州市城乡一体化

2008 年 1 月，鄂州市被湖北省委、省政府确定为全省"城乡一体化"试点城市。2008 年 10 月，省委、省政府审定了《鄂州市城乡一体化规划纲要》。2009 年 4 月，省委、省政府召开鄂州市城乡一体化试点工作第一次联席会议，以此为标志，正式启动鄂州市城乡一体化试点，并进入实施阶段。2009 年，鄂州市城乡一体化试点取得了显著成效，鄂州市经济总量和质量大幅度提高，且增幅居全省第 1 位，其城镇化步伐也开始加快，城乡环境有明显改观。

（一）探索全域规划

鄂州市面向国际国内借脑借智，坚持以"全域鄂州"为理念，对全市 1593 平方公里地域板块进行高标准规划，以主城区为中心，葛化科技新城、红莲湖旅游新城、花湖工贸新城 3 座新城为支撑，10 个特色镇为节点，106 个中心村（新社区）为基础的"四位一体"的城乡空间格局，构建了现代化、网络型的市、区、镇、村建设体系，构筑起城乡互动发展、整体推进的空间发展形态。不仅将有限地域空间拓展无限发展空间，开放一切能够推动合作的资源，形成新的比较优势和竞争优势，而且初步形成层次分明、覆盖全市、有机融合的规划网络体系。这种全域规划的做法体现的不仅只是工作方法的转变、思维方式的转化，更重要的是思想观念的转化和突破，对全省各地基本公共卫生服务事业具有很大借鉴意义。

（二）创新农村新社区建设

鄂州市把推进农村新社区建设作为城乡一体化工作的突破口，将全市320个村以接近3：1的比例归并为106个中心村。全市探索并创新了6种主要新村建设模式，具体包括：迁村腾地建新村、依托集镇建新村、项目拆迁建新村、城中村改造建新村、规划引导建新村、产业培育建新村、环境整治建新村等。为了有效解决节约用地、资金来源、建房成本、规划执行等方面的问题，这些新村按照统一规划设计、统一建筑风格、统一产业布局、统一基础设施、统一公共服务的"五统一"要求建设，并在每个新村设立了"1+8"服务中心（1个文化广场，8个工作室：村党支部、村委会、农业发展公司、警备及民事调解工作室、卫生服务站、便民服务站、培训中心、农家超市）。如恒大社区，就是引进恒大集团集中连片进行开发，把周边邻近的几个村集中合并，通过迁村腾地节约土地800多亩，并将农民转变为社区居民，将劳动力转变为恒大运动休闲中心员工。这样，既促进了农村面貌改变，又促进了产业发展，同时拓宽了农民增收渠道。"恒大模式"最大限度地节约了社会资源，顺应了城镇化的发展趋势，是农村变社区、农民变居民的成功范例。

（三）统筹城乡基础设施建设

鄂州市把城乡公共事业均衡化和城乡基础设施建设作为改善民生的切入点，为实现城乡基础设施共建共享，鄂州市将农村基础设施和公共服务设施纳入城乡规划统筹安排，旨在打破公共服务"城乡二元结构"，增强城乡基础设施建设的集约度。全市率先实现城乡低保一体化，在全市推行城镇职工医疗保险、城镇居民社会保障、新型农村合作医疗保险、医疗救助"四网合一"；为推进城乡要素流动，全市不断培育市场流通主体，完善城乡流通体系；建立城乡畅通、信息互联的就业服务网络；在全市基本实现路网、电网、供排水网、广播电视电话互联网、供气网和市场网"六网"建设城乡一体化。

（四）探索城乡互融的产业发展格局

根据城乡产业发展一体化布局要求，鄂州市积极推动城区企业向农村延伸，促使全市形成城乡产业相互融合，三次产业互动发展新格局。在农业产业发展上，重点发展四大支柱产业，即水产、畜牧、蔬菜、林果，并着力培育农业优势产业，壮大龙头企业。在创新农业发展方式上，为提高农业组织化程度，全市着力农业多功能开发，大力发展农业产业化经营。加快推进现代农业发展，如休闲农业、旅游农业、设施农业等，并加速建设农产品加工园区。这样的"龙头企业＋合作组织＋板块基地＋农户的产业化经营"模式有力地带动了农民增产增收，促使了现代农业快速发展。在工业发展上，着力对高新技术产业发展，充分挖掘优势，不断打造产业集群，并形成了初具规模的生物医学、电子信息、冶金能源、建材、模具材料、纺织服装等工业产业集群。在文化产业发展上，以"一都两湖"为中心，重点开发设计精品旅游线路，如三国吴都文化游、红莲湖运动健身游、梁子湖休闲度假游等线路。在现代服务业发展上，全市不断推动信息服务、房地产开发、现代物流等现代服务业的发展，并形成一条特色鲜明、符合当地实际的城乡产业布局互融互补的路子。

三 汉川血防模式

汉川市位于江汉平原腹地，境内沟渠纵横，湖泊众多，且相互连通，适宜钉螺滋生，是湖北省血吸虫病重疫区县（市）之一。2005 年，为调整"以控制传染源为主"的血防技术策略，国务院血防办公室将汉川市确定为国家先行血防工作试点。汉川模式实施以来，汉川市坚持走"综合治理，科学防治"的血防工作路子，整合资源，创新机制，血防工作取得显著成效。由此，汉川血防经验获得全国推广。

（一）着力加强项目建设

从 2005 年开始，汉川市被国务院血防办确定为血防工作联系点，汉川市连续几年按照"耕牛除尽、哨棚建成、人员配强、开发落实、补偿兑现、奖惩分明"要求，抢抓机遇，突出重点，实施河滩禁牧和"以机代牛"工程，有效降低了汉北河滩钉螺密度。同时，根据汉川市出台的《汉川市耕牛处置和农机购置补贴办法及标准》规定，农户购买农机后，先与乡（镇）政府签订不重新喂养耕牛和购置农机后三年内不转让出售合同书，然后政府按标准补偿农户。另外，耕牛处置和农机购置全部张榜公示，接受监督。市委、市政府紧密结合血防综合治理与河滩资源利用，实施河滩翻耕开发、养殖开发、林木开发和特色农业开发"四大开发"，不仅有利于抑制钉螺生长，还有效提高了疫区经济效益。在汈汊湖流域，通过采取综合治理措施，如扩河抬滩加堤等，有效将血防灭螺与水利建设、城区建设、景点建设紧密结合，既消灭了钉螺，又保护了环境。汉川河滩禁牧与开发项目彼此促进，有效推进农业生产与控制传染源等方面的工作，促使汉川血吸虫病防治模式走上可持续发展之路，并在全省乃至全国推广开来。

（二）项目指导工作

汉川市人大根据卫生部有关血防工作要求，出台了《关于在汉北河河滩实施禁牧的决定》。同时，市政府印发了《关于汉北河河滩禁止放牧的通告》，为细化每一阶段血防工作目标，又下发了《汉川市重疫区村一村一策工作方案》和《汉川市汉北河河滩禁牧及"以机代牛"项目实施办法》，强化了对汉川市血防工作的指导。通过明确组织领导、目标任务、时间安排、实施范围、实施步骤、经费补贴和监督管理，血防工作顺利进展。另外，各乡镇村与新农村建设紧密结合，将河滩禁牧和"以机代牛等"工程纳入《乡规民约》。汉川市政府财政预算时优先列入血防经费、保障河滩禁牧和"以机代牛"项目工作的开展。

（三）探索长效管理机制

为促进禁牧工作顺利有效开展，并强化禁牧工作管理，汉川市不断探索长效管理机制，建立了一系列制度，如建立协管员制度，乡村干部包保责任制、群众代表监督制和有奖举报制等，以防止禁牧反弹。另外，在汉北河每三公里河段修建一个"禁牧管理室"，通过聘请肯吃苦、责任心强、懂政策、有一定工作能力的人员担任协管员，监督与管理禁牧工作，为汉川市血防工作建立起长效管理机制。

（四）组织开展血防健康教育活动

根据汉川市卫生局、教育局《关于进一步加强疫区中小学校血防健教的通知》精神，为有效控制急性血吸虫病的发生，韩集血防组在辖区内各中小学认真组织开展了血防健康教育活动。为培养并增强学生的自我保护意识，促进血吸虫病防治工作有效的开展，辖区各中小学在血防组的督促下，通过形式多样，内容丰富的血防展牌、图片，教具和多媒体宣传活动，让学生较直观地了解了血吸虫病的危害性，有效改善他们的不良健康行为，从而减少了血吸虫病感染概率，进一步巩固了创建"无血吸虫病人学校"工作成果，营造了良好的血防工作氛围，为达到血吸虫病传播控制标准奠定了扎实的工作基础。

四　十堰市疾病预防控制体系

2009 年，十堰市郧县成为县级疾病预防控制工作规范化建设试点。2010 年，十堰市在此基础上推行"强基工程"，新增竹山县为县级疾病预防控制工作规范化建设试点，成功探索了县级疾病预防控制工作规范化建设工作。十堰市进一步深化改革，并结合医药卫生体制改革"保基本、强基础、建机制"要求，完善了疾病预防控制服务网络，建立健全了疾病预防控制专业防治体系，加强了疾病预防控制体系的规范化建设，增强了疾病预防控制机构的服务能力和水平，稳步提高了十堰市基本公共卫生服务均等化水平，成功实现在全省范围内推广县级疾病预防控制工作规范化建设试点工作经验。

（一）建立健全专业防治体系

2009 年，湖北省率先实施麻风病防治机构体制改革。随后为争取国家麻风病防治机构建设项目，中央投资 150 万元、省投资 45 万元，改造完善十堰竹山县麻风村基础设施建设。在此基础上成立了十堰麻风病防治中心，对十堰市、襄阳市和神农架林区的麻风病病人和麻风畸残患者负责收治和管理。同时，在十堰市、县两级疾病预防控制机构设立麻风病防治科，负责监测、报告及管理全市麻风病疫情工作，将麻风病的预防和治疗有效结合起来，全市麻风病的发生与蔓延得到了更好的控制。2008 年 12 月，十堰市在市中医医院精神病科基础上成立了市精神卫生中心，由此启动了精神卫生服务体系建设。2010 年，建立了丹江口市精神病医院和丹江口市精神卫生中心，在此基础上，十堰市引进国家精神卫生建设项目，对市精神卫生中心业务大楼、红十字医院精神卫生专科、丹江口市精神卫生中心进行项目建设，使得精神疾病患者住院和业务用房紧缺的矛盾得到很大缓解。此外，十堰市在争取中央补助地方重型精神疾病管理治疗项目基础上，为强化精神病人的治疗和管理，大力开展精神卫生团队的组建和培训，有效地提高了精神卫生服务的专业水平。为更好地促进全市精神卫生服务工作展开，十堰市还制订了《十堰市心理援助热线建设工作方案》，并于 2010 年 9 月开通了市级心理援助热线，负责十堰城区心理热线援助。另外，十堰市也加强了职业病防治技术服务体系建设以加强职业病防治工作，通过建立了市、县两级职业病防治技术服务体系，为职业病防治工作提供了必要的技术服务支撑。2010 年，十堰市将"十堰市东风职业病防治所"更名为"十堰市东风职业病防治中心"，开始建设区域性职业病防治中心。

（二）实施"强基工程"

2010 年，根据"保基本、强基础、建机制"的医药卫生体制改革要求，十堰市启动疾病预防控制"强基工程"。按照该工程的总体计划：一年打牢基础，二年逐步完善，三年全面提高，十堰市通过为期三年的疾病预防控制"强基工程"的实施，至 2013 年年底，基本健全与完善了以疾病预防控制机构为龙头，乡镇卫生院（社区卫生服务中心）为骨干，村卫生室（社区卫生服务站）为基础的疾病预防控制体系，同时建立了疾病预防控制规范化管理模式，疾病预防控制系统管理与服务实现规范化。为健全十堰市疾病预防控制服务网络，进一步加强建设乡镇卫生院（社区卫生服务中心）及二级以上综合医院公共卫生科，完善了工作职责和工作制度，并全面履行了各种疾病预防控制工作职能，如传染病防治、免疫预防、卫生应急管理、妇幼保健与慢性病防治等，最终确保市、县、乡、村工作上下联动，整体推进全市疾病预防控制工作有效开展。为提高十堰市履行疾病预防控制职能和服务的水平，建立了疾病预防控制机构绩效考核机制，从而推动了疾控机构切实履行公共职能，不断提高疾病预防控制工作的社会效益。另外，十堰市切实加强对疾病预防控制人才队伍的建设，为县市区、乡镇组分别组建了全科型公共卫生医师指导团队和基本公共卫生服务责任团队，通过逐级培训以及省市县疾控机构"传、帮、带"等方式，注重对基层公共卫生工作实施全面指导，促使全市疾病预防控制人才队伍能力显著提升，也全面提高了全市公共卫生服务工作水平，推动了基本公共卫生服务均等化的逐步实现。全市各疾病预防控制机构公共卫生实验室达标，其中获县级甲等实验室资质的有郧县、竹山县以及竹溪县疾病预防控制中心实验室。2010 年，十堰市、郧县分别获得湖北省疾病预防控制"强基工程"先进市、县称号，十堰市疾病预防控制工作经验也开始在湖北省内推广。

第四章 湖北省基本公共卫生服务均等化存在的问题及原因分析

第一节 地区间实施情况差异明显及原因分析

虽然湖北省的基本公共卫生服务事业取得了很大成就，居民健康状况不断提升，但受很多客观因素影响，很多基本公共卫生服务项目不能在农村有效展开，全省城乡之间基本公共卫生服务存在很大差距，绝大部分农村居民无法和城市居民一样享受同等水平的基本公共卫生服务。

一 城乡基本公共卫生服务资源配置不合理

首先，每千人拥有的床位数方面，2009 年湖北省每千人口医院和卫生院床位数为 2.80 张，而每千农业人口乡镇卫生院床位数仅为 1.15 张，城乡每千人口床位数之间的差距从 2009 年的 1.65 张，到 2010 年为 0.98 张，再到 2011 年扩大到 2.06 张，可见湖北省城乡居民床位分配差距较大。

其次，公共卫生服务人力资源分布方面，2011 年湖北省农村每千人口卫生技术人员为 3.16 人，仅为城市每千人口卫生技术人员数的 45.6%。

2009—2011 年，湖北省城乡每千人口卫生技术人员数有所增长，增长比例分别为 47.76% 和 12.86%，但城市和农村居民每千人拥有的卫生技术人员数量存在明显差距，农村较之城市的卫生人员配比相对不足，每千人口卫生技术人员数不足城市的 50%，农村每千人口卫生技术人员的增长率较低，且城乡之间的差距仍在不断扩大，湖北省卫生技术人员配置情况比较不乐观。具体情况见表 4-1。

表4-1　2009—2011年城乡每千人床位数以及每千人口卫生技术人员数

		2009年	2010年	2011年	增长比例（%）
湖北省每千人床位数（张）	每千人口医院和卫生院床位数	2.80	2.16	3.31	18.21
	每千农业人口乡镇卫生院床位数	1.15	1.18	1.25	8.70
全国每千人床位数（张）	每千人口医院和卫生院床位数	3.06	3.27	3.5	14.38
	每千农业人口乡镇卫生院床位数	1.05	1.12	1.16	10.48
湖北省每千人口卫生技术人员数	卫生技术人员				
	城市	4.69	6.48	6.93	47.76
	农村	2.80	3.08	3.16	12.86
	执业助理医师				
	城市	1.86	2.46	2.59	39.25
	农村	1.10	1.23	1.23	11.82
全国每千人口卫生技术人员数	卫生技术人员				
	城市	7.15	7.62	7.90	10.49
	农村	2.94	3.04	3.19	8.50
	执业助理医师				
	城市	2.83	2.97	3.00	6.01
	农村	1.31	1.32	1.33	1.53

资料来源：根据2009—2011年《中国统计年鉴》整理得到。

二　地区间基本公共卫生服务情况存在差距

近几年来，湖北省加大基本公共卫生服务项目的实施力度，但是从实施的实际成效来看，全省各地区间实施情况存在一定差距，城乡项目实施进展不协调情况尤为突出，城市基本公共卫生服务项目进展较好，而农村地区总体进展缓慢。武汉市接受健康教育人数占比74%，而孝感市仅达到20%。潜江市老人健康检查人数占比达93.03%，而恩施州所占比例仅为35.54%，可见全省各地区之间接受健康教育的人数占比和65岁以上老人健康检查人数占比不均等。具体见表4-2和表4-3。

表4-2　　　　2012年湖北省部分地区接受健康教育人数占比

城市	年末服务（常住）人口数	接受健康教育人次数	所占比例（%）
武汉市	8875245	6571102	74
孝感市	5433265	1063659	20

续表

城市	年末服务（常住）人口数	接受健康教育人次数	所占比例（%）
十堰市	3675331	1733945	47
荆州市	6465707	1941870	30
恩施州	4562450	1126427	25
宜昌市	4135466	2648858	64

资料来源：由 2012 年《湖北省卫生统计年鉴》整理而来。

表 4 – 3　　2012 年湖北省部分地区 65 岁以上老人健康检查人数占比

城市	65 岁以上人数	健康检查人数	所占比例（%）
潜江市	48461	45085	93.03
恩施州	288037	102377	35.54
宜昌市	358044	155637	43.47
黄石市	172789	118607	68.64
咸宁市	245415	127697	52.03

资料来源：由 2012 年《湖北省卫生统计年鉴》整理而来。

第二节　各项目实施存在明显差异及原因分析

一　城乡居民建档情况仍存在差距

从 2009—2012 年健康档案的建档数据来看，建档人数逐年增加，城乡居民纳入计算机管理建档比例的差距逐年缩小，但仍存在一定的差距，主要原因有：

第一，由于城市经济水平较高以及受教育的机会相对较多，享受的教育资源更为丰富，因此健康意识普遍较高，更愿意并积极配合相关工作，然而农村居民难以得到与城市居民同等的享受公共卫生服务的权利，健康意识较为薄弱。

第二，由城乡居住环境的差异所导致。城镇人口密度较大，居住地比较集中，而农村居住环境比较复杂，人员比较分散，增加了公共卫生服务实施的复杂系数。

第三，农村居民受教育程度以及对公共卫生工作的知晓率较低，部分农村居民对该工作的不理解、不配合，致使基本公共卫生宣传以及健康档案的建立相比城镇要更为困难。

二　妇幼健康管理工作不到位

随着妇幼健康管理工作的深入开展，0—3 岁儿童以及孕产妇建档比例有了提高，截至 2011 年，建档比例已分别增加到 69.50% 和 22.02%，但建档比例仍维持在中低水平，主要原因有：

第一，政府对基本公共卫生服务的宣传力度，特别在农村，除了村委会和卫生院，很少会有其他部门参与其中，而村委会和卫生院的人员有限，再加上农村居民居住零散，以至于不能把基本公共卫生服务的相关政策落实到每家每户。

第二，政府对公共卫生服务的宣传过于流于形式，对于国家颁布的相关政策，政府很多时候采取的宣传形式是张贴公告，且妇幼保健工作流程设计不合理，这对于文化程度较低的农村居民而言，对该项目的知晓程度较低，所以，城乡之间，在妇幼健康管理的工作中效率相差很大。

三　65 岁以上老年人健康管理工作难度加大

从 2009 年开展老年人健康管理项目以来，65 岁以上老年人接受健康检查的人数以及健康检查比例整体增长速度逐年上升，截至 2012 年年末，健康检查比例已达到 83.84%。但这一数量的增加有一部分原因是老龄化趋势所致，国家实施计划生育政策以来，老年人口基数增加，老龄化现象日益严重，因此公共卫生机构对老年人的公共卫生工作负担加大，而相应的资源数量并没有随着老年人口数的增加而增加，导致老年人人均享有的资源量在日益收缩。此外，老年人由于身体健康等原因，行动不便，直接影响公共卫生服务的可及性；由于老年人文化水平普遍较低，对基本公共卫生服务工作的认知方面存在一定程度的缺失。

四　各项慢性病管理工作成效存在差异

近几年，随着湖北省公共卫生工作的开展，全省居民整体健康水平都得到一定提高，部分慢性病的预防与控制工作也取得了显著的成效，但城乡居民的健康水平仍存在较大差距且差距在不断扩大。慢性病规范管理工作分为三类，分别为高血压患者管理、Ⅱ型糖尿病患者管理、重型精神病患者管理。综观近几年湖北省慢性病规范管理工作实施情况，慢性病规范建卡人数在逐年增加，但从横向上比较，各项管理工作在管理绩效方面仍存在较大的差异。从 2009—2011 年湖北省慢性病规范管理情况中可见，高血压患者的规范化管理人数增长速度较快，年均增长率为 1.06%，而重型精神病患者的管理成效相对较差。其中存在差异的主要原因，是高血压患者的总数大、发病率高，并易于控制与预防，而重型精神病患者患病人数相对较低且不易控制，普遍存在社会歧视等问题，患者及其家属不配合，患者资料难以收集。这进一步说明，慢性病管理工作的针对性不强，并没有根据不同患者的不同需要，来设立项目以及设计管理流程；另外，管理工作极为被动，管理流程急需规范化，工作人员没有通过深入走访主动了解居民的需求，致使居民的相关需求难以满足。

第三节　基本公共卫生供需不均衡及原因分析

一　政府层面

（一）不完善法律保障机制

政府在推进基本公共卫生服务均等化方面未形成完善的法律保障机制。公共卫生服务的主要作用在于预防疾病及掌握居民健康状况，是一种收费低廉的有偿服务，所以社会和居民个人一般不会把支出运用在这方面，要实现基本公共卫生服务均等化只有靠政府的财政支出来保障，而财政的支出主要是由政府的可支配财力来决定。基本公共卫生服务均等化的实施和开展是一项重大的系统工程。首先，需要卫生行政部门组织实施开展。其次，还需要财政部门、人事部门及民政等多部门的配合和支持。目前，基本公共卫生服务均等化已经引起了湖北省卫生行政部门的高度重视，并承担起了组织及执行的工作。但是，其他部门对于基本公共卫生服务均等化的实施力度仍有待加强和提高。以经费为例，基于公共财政理论的角度，财政部门应当承担基本公共卫生服务的资金责任，但从湖北省公共卫生服务的供给现状来看，财政部门在实际工作中并未做到大力支持。由于财政部门对基本公共卫生服务不了解，在每年开展的重点基本公共卫生服务项目中存在异议，卫生部门认为应该作为重点项目来开展的基本公共卫生服务，但对于财政部门而言不是优先考虑的，因此在资金方面不给予支持。未能建立完善的基本公共卫生服务均等化法律制度，问题不仅仅出现在卫生部门和财政部门之间，和其他的很多部门都有紧密的联系，如公安部门、村委会等。出现这种状况的原因在于，其他部门往往对基本公共卫生服务的必要性和重要性认识不够，以至于计划不能有效地实施。

（二）资金使用计划不透明，财务核算不规范

根据国家对基本公共卫生服务的相关规定，基层医疗卫生机构应该优先提供服务，卫生主管部门考核验收之后应该按实际工作量相应拨款。可是在实际中，基层医疗卫生机构的业务工作量与考核验收合格后并不相符。公共卫生服务均等化的资金使用明细计划不能及时下达到基层医疗卫生机构，因此，基层医疗卫生机构不能根据规定的转款数额及时制订相应的工作计划，直接影响公共卫生服务工作的正常开展。在财务方面，由于上级部门对公共卫生服务的资金管理、使用和会计处理等方面没有进行专业的培训和指导，以至于每年的公共卫生服务转款在账面中反映的是主要用于人员经费的支出和公用经费，并不是严格按照公共卫生服务规定的范围支出，2011 年 10 月，湖北省卫生厅、财政厅联合下发《湖北省基本公共卫生服务项目考核办法》（鄂卫发〔2011〕52 号）（以下简称《省级考核办法》），并颁布了《省级标准》。按照湖北省订计划工作量乘以单价（未明确计划工作量的，按照实际工作量）来计算，就算全区基本公共卫生服务项目全部按照标准执行，可获得的补助资金总额也不足 1000 万元，仅为筹集资金总额的 57%，对于财政、卫生部门来说，理论上就有 43% 的资金难以按工作量分配到位，造成用于公共卫生服务的资金不足等状况。

（三）地方政府对农村基本公共卫生事业重视不够

公共卫生服务事业是国家重要的公益性事业之一。但在农村的实际操作中，由于公益事业成本高、收益低及农村干部任期限制等多方面因素制约，本来应该由公共财政承担的公共卫生职能很多地区却没有落实到位，致使农村居民在公共卫生服务均等化政策的实施过程中出现很多问题：

第一，公共卫生经费被缩减或被占用。国家政策要求乡镇卫生院取消基本药物加价，但因基层卫生机构为非全额拨款单位，在取消基本药物加价时，由于财政补助严重不足，补偿机制不健全，导致很多乡镇卫生院负债经营，这使得很多卫生院不得不通过缩减或占用公共卫生经费方式来维持医院的生存与发展。

第二，平均摊到每个人的人均经费不足，以建立健康档案为例，由于缺少经费，致使卫生机构服务人员通过建立虚假档案来应付完成任务。

第三，在农村，很多乡镇卫生院用于预防保健等公共卫生工作的公益

性支出主要依靠卫生院微薄的业务收入。财政对基层公共卫生服务重视度不高，严重影响基层卫生机构为居民提供公共服务的积极性，也阻碍了农村公共卫生服务的开展。

（四）公共卫生投入力度不够

从 2009 年基本公共卫生服务工作实施以来，纵观湖北省三年来的工作的进展情况，提供的卫生资源总数整体呈上升趋势，2009 年全省卫生机构 10362 个，卫生人员 29.45 万人，床位 18.72 万张，2009 年，每千人口注册护士 1.41 人，比 2008 年增加了 0.08 人，和全国平均水平相比，高出了 0.11 人；每千人口职业（助理）医生 1.54 人，比 2008 年增加了 0.02 人，但是与全国平均水平比较，还差 0.08 人，与 2008 年相比，分别增加了 11.11% 和 10.91%，但是仍低于全国的平均水平。2010 年全省卫生机构 34362 个，卫生人员 34.55 万人，床位 20.07 万张，每千人口注册护士 1.53 人，每千人口职业（助理）医生 1.62 人。2011 年全省卫生机构 35601 个，床位 22.4 万张，卫生人员 31.3 万人，每千人口注册护士 1.66 人，每千人口职业（助理）医生 1.65 人。2012 年全省卫生机构 35243 个，床位 25.29 万张，卫生人员 38.71 万人，每千人口注册护士 1.88 人，每千人口职业（助理）医生 1.77 人。从 2009 年至 2011 年基本公共卫生服务机构总数增加了 8.65%，公共卫生人员总数增加了 7.68%，床位总数增长率为 19.67%，说明公共卫生事业的发展速度仍然较低。另外，本省居民人均享有的资源量较低。2009 年，湖北省每千人口医院和卫生院床位数为 2.8 张和 3.05 张；2010 年，每千人口卫生院床位数为 3.26 张；截至 2011 年，湖北每千人口医疗卫生机构床位为 3.36 张，而全国为 3.81 张，每千人口卫生技术人员数为 4.35 人，全国为 4.58 人；2012 年湖北省每千人口医院和卫生院床位数为 4.10 张，和全国平均水平相比，2012 年湖北省的平均水平还达不到 2011 年全国的平均水平。从这些数据比较发现，湖北省人均资源占有量较全国水平低，说明湖北部分工作进展情况较全国落后，资源配备较为薄弱。可见，政府提供的公共卫生资源总量不足，政府经费不足、资金使用率低、资金管理存在不规范等是限制基本公共卫生服务实现的主要原因。

（五）严重缺乏农村卫生机构专业人才

由于受医疗机构编制、归属及资金等多方面因素制约，湖北省大部分基层医疗机构很难全面配置专业齐全的医疗资源，部分专业医生更是严重缺乏，以精神病专科医生为例，54个基层医疗机构中具有精神病专科医疗资质的医生大约只有一人，而非专业医护人员是很难完成《省级标准》中规定的重型精神病服务项目。基层的卫生服务人员同样是严重缺乏。近几年来，各级政府陆续出台了很多相关政策，鼓励吸引大学生和退休卫生技术人员到基层医疗卫生机构工作，但实际成效并不大，首先，表现在基层公共卫生服务医护人员的工作权益得不到有效的保障。据调查，现行的基本公共卫生服务流程包含政府、基层医疗机构、医护人员和服务的对象。目前，湖北省《省级考核办法》中只规定考核结果和机构的专项资金挂钩，并未规定考核结果与基本公共卫生服务人员的工资、奖金挂钩，基层医疗机构在专项资金分配上的自由裁量权较大。2012年，辖区54个基层医疗机构公共卫生服务人员的支出没有和专项资金拨款挂钩。在农村医院中，平均各站的工作人员只有4—6人，而且这些医护人员均要承担基本医疗、慢性病管理、精神卫生及管理、传染病预防及卫生监督管理等相关工作，和城镇医护人员比较，工作任务十分繁重，再加上有限的晋升空间和低廉的薪酬待遇，很难留住高水平医护人员。其次，卫生系统缺乏人事招聘的权力。鼓励更多的大学生到基层工作的政策开展之后，很多基层卫生机构实行了只要通过考试就能上岗的人事制度，导致很多非专业人员进入卫生服务系统，然而，因为受财政、编制限制等条件的约束，再加上恶劣的工作环境，很难形成长期有效的人才培养机制，造成基层公共卫生服务机构缺乏人才现状日益突出，仅有的医护人员当中，不仅专业水平较低，而且缺乏经验。

（六）流动人口的管理体系不完善

随着社会经济发展及城镇化进程的推进，农村人口大量涌入城市。统计资料显示，流动人群在社区卫生服务中心的服务对象中占有一定的比例，但大多数社区卫生服务中心对于流动人口的就诊、随访和体检等工作没有形成完善的管理体系。以0—6岁的儿童管理为例，在当地的卫生部门儿童保健系统中，统计报表只反映了辖区内儿童的检查情况，至于流动儿童，大部分社区服务中心并没有相关的检查记录和相应的统计报表。在健康管理档案中，很多流动人群在多个社区服务中心都建立了纸质的健康管理档案，这种重复体检、重复随访的现象的产生，不仅给公共卫生服务机构的工作人员增加了工作量，而且造成资源浪费和管理混乱。从经费的投入来分析，由于辖区公共卫生服务机构没有建立完善的流动人口档案，政府每年下拨给当地的经费仅仅按照常住人口计算，流动人口的增加，投入经费却相对不变，造成平摊到每个人的经费减少。其次，流动人口居住就业不稳定，居住的环境较差，医疗服务和健康状况很难得到保障，不能享有常住人口的公共卫生服务，如何有效管理流动人口，提高其健康水平，是一项急需解决的问题。

（七）对农村留守儿童重视不足

随着大量青壮年劳动力的外出务工，农村很多孩子成为留守儿童，祖父母、（外）祖父母就成为留守儿童的实际监护人。而这些监护人自身年龄大，身体健康状况较差，文化水平较低，健康知识缺乏，常常忘记或者忽视儿童的免疫规划疫苗的接种。同时，每个儿童出生时间、完成疫苗接种的种类和时间不一样，及时通知接种事项极其重要。

二 公共卫生机构层面

（一）基本公共卫生服务对城乡供给的差异化

湖北省基本公共卫生服务点基本设置在城市，基本公共卫生服务对城乡供给有很大差异，而所享受的基本公共卫生资源分布也极不均衡，很多农村居民不能享受基本公共卫生服务。从城乡居民所享受的医疗卫生条件来看，城市居民条件比农村居民条件好。以公共卫生服务机构数量和每千人口卫生技术人员数增加的比例为例，从公共卫生服务机构数量来看，2009 年，城镇每千人口医院和卫生院床位数为 2.52 张，农村每千人口医院和卫生院床位数为 1.03 张；2010 年，城镇每千人口医院和卫生院床位数为 2.8 张，农村每千人口医院和卫生院床位数为 1.15 张；2011 年，城镇每千人口医院和卫生院床位数为 3.26 张，农村每千人口医院和卫生院床位数为 1.18 张；截至 2012 年年底，城镇每千人口医院和卫生院床位数为 3.63 张，农村每千人口医院和卫生院床位数为 1.25 张，从累计增长比例来看，城镇每千人口医院和卫生院床位数增长比例为 44.05%，农村每千人口医院和卫生院床位数的增长比例为 21.36%，无论是累计增长比例还是每年的每千人占有数，城镇资源都是农村资源的两倍之多。从每千人口卫生技术人员数来分析，2011 年，城市每千人口卫生技术人员数为 6.48，农村每千人口卫生技术人员数为 3.08；2012 年，农村每千人口卫生技术人员数增加为 6.93 人，农村每千人口卫生技术人员数增加为 3.16，城市和农村每千人口卫生技术人员数比 2011 年增加的比例分别为 6.94% 和 2.60%，而从每千人口执业助理医师来分析；2011 年，城镇每千人口执业助理医师人数为 2.46 人，农村每千人口执业助理医师人数为 1.23 人；截至 2012 年年底，城镇每千人口执业助理医师人数增长为 2.59 人，比 2011 年增加了 5.28%，而农村每千人口执业助理医师人数和 2011 年相比没有增加。近几年城乡数据表明，基本公共卫生服务在城乡之间的供给非常不均衡，农村居民的基本公共卫生服务有待提高。

（二）基本公共卫生服务与城乡居民实际需求存在差距

通过湖北省城乡居民基本公共卫生服务需求状况调查发现，城乡居民对基本公共卫生服务的需求存在明显差异，城镇居民在健康档案、健康教育、老年人健康管理及慢性病规范管理的需求高于农村居民。而湖北省现行的基本公共卫生服务包项目是面向全省城乡一致的内容，无法体现城乡需求的差异。主要原因有：第一，城乡二元化结构的长期性导致城镇与农村在经济水平和文化程度等方面存在较大差距，直接导致城乡居民对基本公共卫生服务需求存在差异，而将基本公共卫生服务项目的受众看作是统一整体，设置同样内容的项目，没有根据城乡居民不同需要与接受程度进行相应调整。第二，我国基本公共卫生服务项目设置复杂，城乡居民之间需求不尽相同，城乡居民需求的差异性不能及时得到有效解决。

（三）基本公共卫生服务供给能力与居民现实要求存在差距

湖北省城乡居民基本公共卫生服务满意度调查分析显示，城乡居民在服务环境、服务可及性、工作人员技术水平、服务流程规范性、服务态度、服务效果及项目宣传等方面的满意度有一定差异。其中，城镇居民对服务可及性、项目宣传的满意度较低，农村居民对服务环境、工作人员技术水平及项目宣传的满意度较低。这反映出基本公共卫生服务的供给能力与居民实际要求有较大差距。

三　居民个体层面

（一）居民对基本公共卫生服务的知晓度较低

调查发现，乡镇基本公共卫生服务均等化存在很多不足，社会宣传力度不到位。

（二）居民健康意识较低

随着生活压力的增大，人们的健康状况出现恶化趋势。对疾病早发现、早预防尤为重要，健康意识有待提高。

第五章 国内外基本公共卫生服务经验比较

第一节 国外经验

一 日本的均等化实践

日本实行的是中央集中领导下的地方自治体制，地方政府直属于中央政府，但各自也拥有一定的自治权，很多公共服务事务都由中央和地方政府共同承担。

（一）日本的公共卫生服务供给状况

日本的公共卫生服务体系通过医疗保险制度、护理保险制度和提供公共卫生服务等方面来运行。日本是亚洲国家中第一个引入西方社会保险机制以实行健康保险的国家，医疗保险制度分为"健康保险"和"国民健康保险"两大部分。

"健康保险"有如下承保对象：拥有 5 人以上从业人员的事业所；法人事业所或国家雇用的职工；雇用时间少于 6 个月的临时工或不满一个月的日工；在征得过半雇员同意时，其他事业所的业主也可以申请加入。

护理保险制度是一项强制性的保险制度，从 2000 年开始实施。根据其规定，该保险制度有如下两类承保对象：65 岁及 65 岁以上（一等被保险者）和 40—64 岁且已加入医疗保险的人（二等被保险者）。被保险者能享受家庭理疗、清洁服务和看护等一系列服务。对于保险费用，一等被保险者的费用从其退休金中扣除，由医疗保险相关管理者负责收取；二等被保险者的医疗保险费则是与健康保险费用一同缴纳，还要承担 10% 的服务费用。

由政府部门直接向公众提供相关的公共卫生服务，囊括预防传染病、向国民提供健康检查等方面工作，例如推行老年人保险，制定国民健康政策、疑难病和传染病对策，完善医疗机构和医疗设施，增加医护人员人数，推广保健所服务，强化医疗卫生产品和药品及生产销售等。除此之外，环境方面也制定了相关政策，其目的主要在于改善居民生活环境，预防和治理公害，为公害受害者提供补偿，保护自然环境，治理环境污染。

（二）日本公共服务均等化的相关措施和制度安排

1. 日本社会保障制度的建立与完善

第二次世界大战后的日本确立了社会保障制度，在该制度刚刚建立起来的时候，政府主要推行以扶贫救贫为主的社会福利保障制度，国家对民众的扶助占大部分。1961 年，日本政府开始全面推进公共社会福利制度，为全体民众提供退休金和各种保险计划，实现国民保险和年金全面覆盖目标。

伴随着战后经济的增长，出现了地区发展差距扩大、收入分配不均、城乡差异加剧等问题，因而政府开始采取措施来解决这些问题，保障日本经济和社会均衡发展。日本政府从 70 年代后半期开始改革社会保障制度的，在原来的基础上增加了新的福利待遇，比如退休福利政策、失业保险政策以及增补儿童津贴，此外，对相关项目投入大量资金，社会保障支出金额占 GDP 的比例持续增高，到 20 世纪 70 年代，这一比重高达 10%，因而城乡社会保障制度得到了建立与完善，进一步促进了日本国民福利水平的逐步均等化。

2. 关注重点人群的公共卫生服务项目

日本重视对重点人群的保障，老人保健和母子保健是日本社区保健工作的重中之重。《儿童福利法》和《母子健康法》规定：结婚、妊娠、分娩、围产期的妇女和直到学龄前的儿童享受日本保健所保健中心给予的医疗援助、保健指导和健康诊查。进入 40 岁的社区人员就开始建立健康手册，对其开展健康诊查和健康教育。

3. 缩小发展差异

在日本中央政府主导格局下形成其独特的财政体制，即"集权分散型体制"。"集权"意味着日本中央政府在提供公共服务和产品方面担负着绝对决策权，而"分散"则意味着在推行公共服务项目时，地方各级政府占有更大的比重。在这种体制下，既保证中央政府可以集中绝大部分税收资金，又保证中央政府向地方各级政府进行大规模的转移支付。最典型的制度是地方交付税制度，该制度建立于 1954 年，被称为是世界上最精确的收支均衡型转移支付制度。日本《地方交付税法》第一条明确规定，地方交付税的目的是中央为了实现地方自治，交付地方一定的金额，保障其行政财源，使地方行政顺利推进，以求得区域间发展的均衡。

资金源于地方交付税的地方赋税制度，按一定比例抽取国税作为地方交付税总额，然后依据各地方政府财政情况，中央政府将交付税分配到各地方政府。地方政府可以对其自由支配。而交付税的分配十分规范，以《地方交付税法》为根本依据，中央政府每年制定相关分配政策以及各级地方政府所占有的配额，力争做到科学和合理分配。此外，为了促使农村经济复苏，将农村产业结构升级为工业化结构，1956 年日本政府制定了《农村的基本问题和基本对策报告》，明确提出发展农村经济和农村工业化的方针。此外，日本政府对农村实施财政倾斜政策，有效地落实了农村包括卫生、教育、交通、就业等多方面在内的公共服务项目的建设。为了缩小城乡居民生活水平的差距，促使农村的经济复苏，将农村产业结构升级为工业化结构，1956 年日本政府制定《农村的基本问题和基本对策报告》，提出发展农村经济和农村工业化的方针，重点在于提高农村地区的工业化水平、转变其落后的产业结构。有效地落实了农村公共服务项目的建设。

二 德国的均等化实践

（一）德国的公共卫生服务供给状况

德国社区服务对象包括老年人、儿童、患有慢性病的人、手术后恢复中的病人、残疾人等，内容囊括公共卫生项目、环境保护项目、传染病的控制与预防以及其他相关的协调控制工作。除此之外，由医院、私人医生和独立医师协会共同组织和维持计划生育指导服务、孕妇指导服务、新生儿检查和婴幼儿保健服务以及家庭健康指导服务等。统计部门也积极参与合作分工，对环境卫生监督、传染病控制和预防、婴幼儿预防接种、出生和死亡登记等工作进行数据统计和分析，以助于居民健康教育和疾病预防，妇幼和老年人保健等相关工作的顺利进行，为有关部门做出科学合理决策提供依据。

德国公共卫生服务管理分层次进行。第一个层次是德国政府卫生部门，负责法律方面的医疗保险立法、预防和控制传染性疾病、公民的健康状况调查、医疗和医药方面的监督控制等方面的宏观工作；第二个层次是各州卫生部门，负责对联邦政府出台的法律的实施和维护，同时担负对各个地方的医疗机构和医务人员的监督，还负责对医院的建设和规划；第三个层次是州以下一级地区（包括城市和县）卫生局机构，这些机构负责具体的公共卫生服务问题，地方卫生局的主要工作包括社区公共卫生、餐饮业卫生、企业单位卫生和公民医疗卫生健康检查以及防疫防病等。

宏观上看，德国联邦政府职责十分明确，联邦政府不会介入各个卫生服务基金的具体运营而只负责宏观调控方面的工作，它将根据社会保险的投保人数据结构、保险经费和保险项目对各类基金收入进行分配和划拨，以此调节各地区之间的水平差距。联邦政府设立医疗保险局具体负责医疗保险等法律的起草、制定和修改，还将接受投保人对于基金会的投诉并且提供仲裁服务，监管各类基金会的公平竞争和合法经营。而联邦医保局则设有医疗保险鉴定委员会，具体负责审核和批准特殊情况的医疗需求申请，以及基金会提出的关于将已经成熟的医疗技术和方法纳入医疗保险支付项目的申请。

（二）德国公共服务均等化相关措施和制度安排

1. 德国社会保障制度

德国是世界上第一个以立法形式来建立社会保障制度的国家，德国政府通过立法制定了社会保险、救助、补贴等一系列制度，使民众在年老、患病、伤残、生育和失业等特殊时期能够从国家获得物质帮助和相关支持。确立德国社会保障制度的指导思想是，国家和社会得以有序发展的前提是在经济上对弱势群体进行支持，有效降低生存风险和压力，致力于提供平等的社会机会和服务，避免在市场经济条件下出现"强权社会"。正是由于社会保障制度的存在才使得个人自由和与人的自尊相适应的生活具有现实可能性，在社会保障方面实现全民基本化和全民覆盖目标，以给予保障基本生活水平为目的的标准，而不是以保证高水平的生活为标准。

德国医疗保险制度开始于 1883 年颁布的《劳工疾病保险法》，该保险法作为最基本的保障形式，规定某些行业中工资少于限额的工人都应该强制加入医疗保险基金会，基金会则强制性向工人和雇主征收应缴纳的基金。《劳工疾病保险法》标志着医疗保险作为一种强制性社会保险制度的产生，特别是 1929—1933 年的世界性经济危机后，医疗保险的立法进程进入了全面发展时期，在这个时期内的立法，不仅对医疗保险的对象、范围、待遇等项目进行了相关规定，并且将与医疗保险相关的医疗服务也纳入立法规范范围。而目前来看，德国的社会医疗保险覆盖率已接近100%。

德国养老保险在社会保险事业中占有举足轻重的地位，它在整个社会保险中所占的基金最多、保险支出也最多。德国养老保险分为法定养老保险和自愿养老保险两种，其中法定养老保险具有法律强制性，所有的劳动者必须参加。而养老金的组成部分包括联邦管理的各职业各类别的养老金（如联邦铁道养老金、联邦矿业养老金等）和由州政府管理的各个不同领域的养老金，其资金主要源于保险费收入，由劳动者个人和雇主各负担50%，此外，还有联邦政府的转移支付。

在社会照顾方面，德国的社会照顾分直接照顾和间接照顾两个方面。直接社会照顾是主体部分，主要包括母亲保护和儿童补贴、住房补贴以及社会救济等方面。具体而言，母亲保护主要针对的是在职妇女从申报怀孕到分娩之后国家给予的保护措施，例如有相关法律规定不得解雇从申报怀孕到分娩之后4个月的在职妇女人员，并且分娩过后要保证6个月的休假期，假期期间提供一定量的资金补贴。儿童补贴的具体实施方案是指从出生之日起到16周岁止，每一名儿童将享受国家提供的儿童补贴。如果儿童在年满16周岁时还在接受教育或者接受职业训练，那么享受补贴的期限将延长至27岁。住房补贴则是专门为了解决低收入群体、子女较多家庭、身体残障人士以及老年人的住房问题而建立起来的社会保障制度。社会救济则是为了帮助和保障社会无收入群体者能够维持最低的生活水平，并争取引导和支持被救济者在较快时间内依靠自己力量脱离被救济的境况。间接照顾部分则是指国家利用减征或免征个人所得税以及其他相关税收办法所提供的政策倾斜和照顾。

2. 德国政府卫生部门职责

在德国，所有的医疗保险机构均不隶属政府部门管辖，而实行自我管理的机制，其运作过程中实行的是政事分开，政府卫生部门主要负责医疗保险等法律的起草，经过议会表决后颁布实施，但政府卫生部门并不参与医疗保险的具体操作。除此之外，卫生部门还负责对全国医疗保险事业中出现的一些重要问题进行宏观上的调节与控制，比如，针对德国目前出现专业医生数量过多的情况，卫生部应该研究相关政策进行引导来缓解专业医务人员增长过快的情况。又比如，针对医疗费增长速度过快的情况，卫生部可以通过与相关专家协商和探讨如何限制医疗费用的过快增长，征求各方意见后再以法律提案形式通过议会讨论，最后以立法形式颁布相关改进措施。

德国政府卫生部门主要工作是：首先，制定公共卫生服务方面的发展规划。其次，直接组织和领导以传染病防治为主的公共卫生服务项目。再次，通过向议会提交相关法律法规立法实施具体的政策。最后，引导对某些特定公共卫生服务领域进行直接投资（主要是一些基本建设的投资，以及对社会保障制度难以涵盖人群所需要承担的资金支持）。政府卫生部门和各种自治性组织机构分工合作，有助于避免卫生部门组织管理范围过广可能造成的效率低下问题，还可以凭借专业组织机构减少信息不对称问题和解决专业性较强的问题。

三 美国的均等化实践

美国是一个典型的联邦制国家，由联邦政府、州和特区政府、地方政府三个级别的政府机构组成。与这样结构的政治体制相对应的是美国实行联邦财政、州和特区财政、地方财政三个级别的财政管理机制，各级财政都各自拥有相对独立的财政税收制度和相应的专门法律法规。在公共卫生服务领域美国始终坚持以公共机构和非营利性机构为主，政府在该领域仍然起着主导性作用。

（一）美国公共卫生服务体系

美国的公共卫生服务体系呈现"联邦—州和特区—地方"三级结构，每个级别的政府职责十分明确，各个部门之间的分工与协作也十分严格精细。

首先，联邦政府卫生部门，主要由健康与人类服务部来承担公共卫生服务主要职能，其主要任务是负责全体美国居民的身体健康，同时负责提供相关重要的人类服务，尤其是向没有自主生活能力的人提供公共服务。但是，该部门一般不直接提供公共卫生服务，而是采取法律授权的形式，通过引导设定工作目标、制定相关政策、发布统一标准等方面工作发挥作用。在健康与人类服务部门下，设置有公立卫生研究所、食品和药品管理局、疾病预防控制中心等13个具有影响力的机构。此外，健康与人类服务部在全国设立了十个区域办公室，由这些办公室来具体负责指导、监督和支持各州的联邦公共卫生项目运行。

其次，在美国50个州、哥伦比亚特区和4个属地的州和特区政府卫生部门中，均设立负责当地公共卫生服务工作的卫生局，各州公共卫生服务的组织形式都不同，基本有三种情形：第一类是卫生委员会的下属卫生服务机构。第二类则是独立部门，由州长任命负责人，负责人负责处理日常卫生事务。第三类是由精神卫生、福利、教育等工作合署办公的非独立机构。在这 55 个卫生局中，有 34 个部门是独立的，直接隶属于州卫生委员会或州长，其余的卫生局则为非独立机构，常常是与 Medicare 和 Medicaid 管理机构、精神卫生、环境服务或社会福利机构联合办公。例如，华盛顿市的公共卫生局就是一个典型的直接隶属于市长的独立部门，它承担着保障妇幼健康、预防和控制传染性疾病、突发性公共卫生事件的应急措施、预防和治疗艾滋病、干预酗酒和吸毒，以及食品卫生和医疗医药等方面的许可和监管职责。

最后，是地方卫生部门，数据统计显示，美国大约有 3000 个地方性公共卫生机构、卫生委员会和卫生部门，这些遍布美国各地的地方卫生组织是美国公共卫生体系的核心。这些地方性的公共卫生部门与民众的直接联系才为密切，所负责的公共卫生事务也是最为具体、最为细致的，它们是最重要的执行机构。

（二）美国公共卫生服务的职责

具体地讲，几乎所有的州和特区级的卫生机构均提供包括妇幼保健、传染病的预防和控制、慢性病的监察与治疗、卫生护理、营养和健康教育、医患权利保护、环境检测和卫生统计等方面的项目。并且，还有一些卫生机构提供专门的医疗诊断、精神卫生和环境卫生等服务。

与此同时，与临床医疗项目不同的是，公共卫生服务职责是通过整个国民性的预防和保障项目达到确保和促进全体国民身体健康的目的。概括地讲，可以分为以下几个方面：

首先，公共卫生服务旨在定期对相关公共卫生服务的实际状况进行评估。基本的公共卫生服务具有公共物品的基本属性，且关系全体国民的切身利益，因而需要由公共卫生机构向全体国民提供。基本的公共卫生服务分为不同层次，不仅包括州级，也包括社区级，也由公立卫生服务机构和私营卫生服务机构共同向全社会公民提供。为了保障基本公共卫生服务供给的质量，公共卫生服务机构应当广泛参与收集相关联的信息和数据，定期对公共卫生服务效果和质量进行评估。与此同时，对各级公立和私营卫生服务机构的资质也要按照标准进行审查。

其次，公共卫生服务涉及相关法律法规的制定，公共卫生服务部门作为基本公共卫生服务的主要供给者，应该积极参与公共卫生服务法律法规的制定。基本公共卫生服务关系整个国家和社会的稳定。所以，公共卫生服务部门必须对公共卫生服务事业持有一种战略性的管理和控制意识，各级别的公共卫生服务组织和机构无论是公立性质的还是私营性质的，都必须担当起促进科学合理的卫生知识普及的责任，以及扩大这些知识在公共卫生决策和相关政策修订方面的应用，以制定完善的公共卫生政策服务于公众，全面地发挥基本公共卫生在促进公民健康和预防疾病方面的重要作用。

最后，基本公共卫生服务由于其具有公共物品的属性，必须得到有效和持续的担保以保障可以向公众提供切实到位的相关服务。无论私营还是公立，各级公共卫生服务的供给部门都必须向基本公共卫生服务的接受者提供担保，保证所提供服务是有效的。政府部门一直是基本公共卫生服务项目的不可或缺的后盾，它将保障社会中的每一个成员都可以公平享受这个类别的公共服务，包括为无力支付服务费用的人提供补助，或者免费提供优先执行的服务。

（三）美国公共卫生服务的具体项目

由于公共卫生服务所具有的特殊公共物品性质及其内在规律，即使在市场化高度发展的美国，政府参与公共卫生服务的范围也逐渐扩大，主导作用日益增强。

美国基本公共卫生服务项目主要有：

第一，监察居民健康状况用来确定和解决社区的公共卫生问题，明确对公共卫生造成威胁的因素，对公共卫生服务的需求进行评估测定，及时收集、获取和发布公共卫生方面相关的信息并对个人的卫生服务效果进行分析评定，特别是注重某些特定高危人群健康指标数据的采集。

第二，负责判断和调查社区卫生问题和公害问题，对于新出现的对公共卫生造成重大威胁的因素进行实时鉴定和流行病学鉴定，明确其危害程度和等级。成立公共卫生实验室，负责掌握尖端技术和监测能力。加强对慢性病、传染病以及突发性疾病等流行病调查能力和分析能力，对活跃的流行性传染病保持密切的关注度。

第三，评估个人和以社区为基础的服务效果、普及性和质量标准，收集与基本公共卫生服务相关的信息数据，在整理和分析数据的基础上不断对健康计划进行评价和调整，以此来确保所提供的基本公共卫生服务的质量和效果都是达标的。评估健康计划的成效，并提供信息资源分配的方案以及针对现行计划的缺陷提出相应的改造对策。

第四，培养符合公共卫生和个人卫生保健需求的劳动力，严格按照标准进行医疗卫生机构许可证，通过严格的资格审查程序，还要进行资格复核，以保证这些医疗卫生机构的服务质量。同时与职业培训机构达成良好的合作关系，为公共卫生服务机构提供相关专业人才和职业培训。

第五，确保卫生保健费用的供给来源和个人所必需的保健服务，保障社会弱势群体也能沟通参与到公共卫生服务项目中来，并且享受这些项目所提供的相关支持和帮助，特别是注重针对特殊的高危人群建立健康信息档案。

第六，切实执行保障健康和确保安全的法律规范，全面强化卫生条例实施力度，特别是食品安全和医疗医药方面的监察力度，对新型的药物、生物技术和医疗器械设备的推行试用进行实时监控，还要充分保证饮用水和空气的清洁标准，包括对职业病等相关疾病的控制和防治。

第七，促进社区合作和活动以确定和解决卫生问题，为社区组织和团体提供便利条件，鼓励进行包括预防、诊断、康复在内的公共卫生服务，善于协调和妥善处理各个方面的利害关系，将私营公共卫生机构和公共卫生机构有效结合起来，互相弥补不足、相互配合，以便向民众提供更全面、更完善的公共卫生服务。

第八，辅助社区健康问题的发展政策和计划，为了改善和促进公共卫生服务水平，应该设定一系列可衡量的健康目标并对可持续改进的健康服务项目进行跟踪式管理。

第九，重视公共卫生教育，提高居民对公共卫生问题的关注度，加强社会营销和有针对性的沟通，例如在社区公共卫生服务中提供易于普及的健康信息资源，在学校、公司等公开场合开展公共卫生教育。

第十，保持对卫生保健问题的不中断关注以及对创新方法的研究，紧密保持和科研机构或者高等院校的合作与沟通，发挥学术机构在研究基本公共服务项目的前瞻性和科学性，发掘公共卫生服务项目的可行性和优势性。

四　韩国的均等化实践

(一) 加强基础设施建设，改善公共服务

新村运动是韩国政府为了实现基本公共卫生均等化而推出的一种运

动，通过加强农村基础设施建设，改善农村地区生活和生产环境，使农村居民的收入得以提高，从而提高农村居民的生活水平，逐步推进实现城乡经济社会的均衡发展。

（二）注重农民骨干培训，加强国民的精神教育

韩国"新村运动"的主要宗旨是以"勤勉、自助、合作"为民族精神，政府大力倡导和支持新村运动，主要由各村选出的新村建设指导者负责组织实施具体行动。通过专门培训提高农民素质，并且把新村运动精神传达给每一位参加"新村运动"培训的骨干和村民。

（三）建立健全的激励机制，发挥农民主体地位

政府根据各农村经济发展状况划分为基础、自助和自立三种类别，并且按照不同类型农村的实际发展情况制定相应的发展目标和激励机制。韩国政府通过建立健全的奖惩机制，调动和激发农村居民的积极性，让农民成为基本公共服务均等化的实践者。同时，政府通过运用财政及服务手段，为农民创造更有利的环境，培养农民形成自助、自发及协同的主体意识，进而更有效促进农村公共服务均等化工作的实施。

五　英国的均等化实践

（一）英国的公共卫生服务制度

英国是一个单一制中央集权的国家，由英格兰、苏格兰、威尔士、北爱尔兰四个地区和大伦敦市组成，下设53个郡、369个区。由中央政府决定地方政府的权力和责任，中央政府可以通过立法程序来具体安排各个地方政府的权力和责任，甚至可以取消或者设立某些地方政府。为了和高度集权的政治体制相适应，英国实行的是相对集中的财政管理体制，由中央政府掌握大部分财政收入，以及控制个人所得税、公司所得税、消费税、关税和增值税等能够带来较大财政收入的税种。相应地，各地方政府只掌握有限的税收权力，其中财产税是地方政府收入的主要来源。地方政府的财政支出中大约2/3通过政府转移支付取得。由此可见，英国政府转移支付的目标是为了使得财政支出在纵向和横向两方面均实现均衡，并且可以同时对各个地方政府的收支实行统一化管理，以此保证中央政府的集权。

英国的公共服务制度旨在追求基本全面公平目标，以"公平"作为理念，进一步强调自由经济的"机会均等"和国家政府发挥主体作用，以此实行对公民的普遍保障。它鼓励个人通过自身努力，把国家提供的保

障限于"平等的最低生活"。换句话说，国家和政府的责任主要是平等地保障所有公民的最低生活水平，超出最低生活水平的部分则需要由个人来承担。

(二) 英国公共卫生服务以及公共卫生监督与应急系统

早在 1948 年，英国工党政府就通过并颁布了《国家卫生服务法》，从此开始建立全民免费医疗服务体系 (National Health Service, NHS)，医疗保险范围扩大到全体公民。这一制度的经费主要来源于中央财政收入，大约占全部国民保健费用的 80% 以上，而剩余部分则有个人缴纳的国民保险费、看病处方费、受益人为了享受更高档次的医疗服务而支付的费用填补。从总的特点上来说，英国的医疗保障制度覆盖面很广，体现了较好的公平性和层次性，并且其医疗保健成本较低而效率较高。英国医疗保险制度进行改革后，引入了内部市场机制，即在"以一般税收为基础，政府分配预算，全社会国民免费提供医疗服务"的大前提下，引入竞争机制，创立内部市场，实现医疗服务中"钱跟着病人走"。在此机制下，还降低了医疗成本，加强了对疾病的预防和控制。在英国，已经形成一个比较完整的体系，即医疗意外处理保险、医生责任保险、医疗民事赔偿制度、侵权诉讼、独立医疗意外鉴定委员会、医生问题公众监督委员会。通过这个系统可以实现大部分医疗事故和纠纷在诉讼和审判前就得到解决，小部分可以通过保险索赔和侵权诉讼解决。

此外，英国社区卫生服务开始于 20 世纪 50 年代后期，首先是在精神病领域开始，随后又逐步扩展到老年人、孕产妇、儿童和残疾人的医疗卫生服务领域。20 世纪 60 年代还进一步拓展了社区老年卫生服务。到目前为止，英国的社区服务内容包括健康教育与咨询指导，建立家庭健康档案，社区家庭护理，孕产妇保健，儿童保健，老年人保健，重点人群的疾病筛查，社区康复及计划生育指导，社区的现场急救医疗，传染病、慢性、非传染性疾病以及意外伤害的预防，一般疾病的初级诊治，慢性病管理等。总的来说，英国社区公共卫生服务内容涵盖领域比较全面，尤其是十分注重对儿童、老年、妇女、伤残人士等重点人群的政策倾斜。

六 澳大利亚的均等化实践

澳大利亚是世界上城市化程度最高的发达国家之一，其 70% 的人口都集中分布在悉尼、墨尔本、里斯本、珀斯、堪培拉、达尔文等 10 个主要城市，人民生活水平比较高，全国均实行免费医疗。澳大利亚的卫生服务体系比较复杂和庞大，服务的主要提供者包括全科医师、专科医师、医院和相关政府和非政府机构，而其主要资金来源于联邦政府、州政府和各级地方政府、健康保险机构等。其中联邦政府的资金分配包括医疗照顾计划和药品津贴计划在内的两方面主要的国家计划。

（一）澳大利亚的社区公共卫生服务

澳大利亚的社区卫生服务可以称得上是世界上较为成熟的典范，其社区卫生服务机构包括社区卫生服务中心、护理之家、儿童保健中心、社区康复中心等。这些机构的宗旨在于促进居民健康，为居民尤其是低收入群体提供医疗、保健、康复、预防等多方面技术服务。

澳大利亚医疗卫生服务的提供主要依赖于全科医生服务和医院服务，而社区卫生服务则为辅助部分。其社区卫生服务基本覆盖到全部人口，所有的居民都免费享受与公共卫生服务相关的医疗、保健、康复、疾病预防和控制、生育指导、健康教育等多项服务项目，特别对老年人进行了家庭照顾的社区规划，进一步保障向老年人提供公平、持续而又经济的公共卫生服务。1984 年成立的澳大利亚全民健康保险制度，又称为医疗照顾制度，就是以普遍受益、公平、方便和容易接受为原则的，由政府直接拨款支付费用给公立医院和全科医院，覆盖所有人群的一种医疗保险制度。其卫生服务筹资的方式是政府税收、各种形式的保险以及居民自费，但更进一步的具体操作则因特殊情况而不同，资金来源方面，个人和私营企业出资约占 30% 的份额，联邦、州和地方政府的税收则约占 70% 的份额。

由政府作为卫生服务的购买方，而提供公共卫生服务方则是公共的社区卫生服务中心或者其他类型的医疗结构，也可以是一些私立的医疗机构或者一些非政府组织的机构，由此形成了良好的竞争机制，社会卫生服务资金由联邦政府掌握并直接拨付给公共卫生服务提供者，由此形成社区卫生服务的多元化和提供方之间的效率竞争，使有能力提供优质公共卫生服务的机构才能获得政府提供的资金。除此之外，澳大利亚政府还利用政策引导和鼓励公民积极参与私人医疗保险，既可以充分利用私人保险弥补卫生经费的不足，又能较好地维护和保持社会的公平性。

另外，澳大利亚政府同步完善了与公共卫生服务相关的法律体系，通过宪法形式明确了联邦政府和州政府应该承担的责任，将 1947 年的药品补贴法案和 1949 年的国家卫生服务法案综合为一体，由此颁布了统一的卫生法案，从而将公共卫生服务相关的各个方面统一纳入法制化管理范围内，尤其是对社区服务的筹资方式和补偿机制等方面进行了严谨而详细的法律规定，保证了国家政府可以对社区卫生服务进行强有力的、规范化的资金支持和控制管理。此外，政府还将社区卫生服务纳入区域卫生管理规划当中，无论是公立、私立还是社区组织举办的非营利性的机构，其卫生服务机构的布局、筹资建造以及拨款均由政府部门统一规划和管理。澳大利亚联邦政府、州政府、区政府以及地方各级的卫生行政管理机构之间均依照法律各自承担其职能和责任，并通过一些公共卫生服务项目进行协作，其中既包含国家层次的宏观调控和指导，又体现各州和各地区的自主决策权。

（二）澳大利亚公共卫生服务均等化的举措总结

澳大利亚居民的人均健康状况居于发达国家前列，促成国民健康状况的因素很多，最明显的有：一是国民收入的增加和财富分配的公平性增强；二是生活方式发生了改变；三是公共卫生服务事业的发展及其普及性增大。在公平性和普及性方面，政府有针对性地采取了一系列措施保证较高的均等化程度。具体来说，包括规范服务标准、制定相关法律法规、完善筹资和拨款机制、健全公共财政制度、加强监督和管理等。

1. 将以人为本、保证居民福祉机会平等理念放在首位

实现人的全面发展指的是每个人都能够得到平等发展、完整发展和自由发展，因而"以人为本"既是一种价值要求，也是一种价值理念，这就要求不仅公共卫生服务方面，乃至所有的公共服务都必须体现人的要求、权利和尊严。澳大利亚政府一直坚持的立场是，全体公民依照相同的个人所得税法缴纳税收，则所有公民就应当享受相同水平的公共服务水平。

2. 以不断完善的筹资机制和财政制度保障服务均等化的实施

从卫生总费用构成看，近十年来，澳大利亚政府投入占卫生总费用的比例基本稳定在67%—69%，其中联邦政府占42%—44%，地方政府投入占23%—25%。以澳大利亚2007—2008年度公共卫生费用为例，联邦政府占全部政府卫生投入的比例为63.6%，其中一般性拨款和有特殊目的的转移支付分别占26.1%和37.5%，直接来自地方政府的投入所占比例为36.4%。由此可以看出，澳大利亚公共卫生服务事业经费主要来源于税收，包括一般类别的征税和基于强制税收的健康保险。而卫生服务主要是由国家出台的两类补贴计划进行资助，分别是医疗保健计划和药品福

利计划。澳大利亚政府依靠转移支付作为一种基本的常用手段来保证财政分配的均等化，其中包括一般性拨款和有特殊目的的转移支付（这部分投入主要集中于卫生、交通、教育、社保、住房等公共服务领域）。

3. 建立和完善公共卫生领域相关法律法规

澳大利亚政府通过《公共服务法》建立了相对齐全的教育、医疗、养老事业等公共服务体系，特别是1958年颁布的《公共卫生法》就针对公共卫生服务领域进行了立法管理，对政府、医疗单位、公共卫生机构和其他卫生服务机构的相关工作人员进行了组织和动员，同时带动公共卫生服务的消费方共同努力，引起全民对公共卫生服务领域中的公平性、协调性和合作性的重视，促进全体共同承担公共卫生任务。

澳大利亚拥有非常健全的公共卫生法律体系，除联邦制定全国性的法律外，各州都制定了非常详细的相关实施办法和标准，以便理解与操作。如在食品卫生与安全的管理问题上，澳大利亚政府非常重视温度的控制，为此，政府在相关官方网站上就温度计的种类、使用范围、获取渠道以及如何正确使用、如何进行清洁和消毒处理、如何保养温度计等问题都进行了详细说明。

4. 发展多元化的公共卫生服务体系，满足居民增长的健康需求

卫生服务的提供是基于个人不同的健康需求，而不是支付能力，具有相同需求就要求公共卫生服务具有同等的普及性，因而低收入群体和存在健康问题的群体需要更多的公共卫生服务。澳大利亚公共卫生服务供给体系由医院和社区两大部门组成，包括公立医院、私立医院、非营利性医疗机构、妇幼保健中心、老年人服务中心、全科医生诊所和社区卫生服务中心等。可以看出，澳大利亚政府的规划思路是发展多元化的卫生服务机制、促进各个组成部分的竞争和制约，促进彼此发展，互相弥补缺陷和不足，从而达到最终提高整体公共卫生服务的质量，改善了资源的配置效率，维护了服务提供的公平性。

5. 进一步明确和保证各级政府的职责和权力

从另一个角度看，公共卫生服务的均等化首先要赋予各级政府均等提供基本服务的财政能力，也就是说均等化不仅仅意味着把公民个人、各州各地区放在平等的财政地位上，也要把各级政府放在更平等的财政地位上。澳大利亚政治体系有三个级别，第一级别是联邦政府，第二级别是六个州政府和两个领地政府，第三级别是地方政府（市和郡议会）。这种联

邦体系的显著特征就是各级政府职责十分明确，分工与合作都有效率。按照相关的法律法规，联邦政府除了掌握管理税收和转移支付职能外，还对公共卫生、卫生研究和卫生统计数据等负有重要职责。联邦政府向各州划拨公共卫生补助资金，而州政府则对公共卫生服务的具体落实负有主要职责，地方政府监督公共卫生状况、食品安全、饮用水质量等环节。

第二节　国内经验

改革开放三十多年以来，我国公共卫生服务成果值得肯定，成为世界上依靠有限物质资源投入取得巨大公共卫生服务事业进步的模范。

首先，政府增加对公共卫生服务事业的投入，促进了人均基本卫生服务经费标准的提高。自从新的医疗改革实施以来，我国各级政府落实了向城乡居民提供基本公共卫生服务的基本职责，伴随着政府投入的标准逐年提高，公共卫生服务体系逐步健全。

其次，政府部门提高了对公共卫生服务事业的重视度，各地政府都将公共卫生服务作为践行科学发展观的重要内容。

再次，新的医疗卫生改革也明确了公共卫生服务的基本内容和项目，将管理推向规范化。现阶段，我国基本公共卫生服务项目包括：城乡居民健康档案管理、健康教育、预防接种、0—6岁儿童管理、孕产妇健康管理、老年人健康管理、高血压患者健康管理、Ⅱ型糖尿病患者健康管理、重型精神病患者健康管理、传染病及突发公共卫生事件报告和处理、卫生监督协管服务。2013年又新增中医药服务。免费给居民提供基本公告卫生服务项目。截至2011年9月底，规范化电子建档人数已达到4.33亿人；5900多万名高血压、糖尿病患者得到规范化管理；220万名重型精神疾病患者得到了管理服务；8175万名65岁以上老年人获得了免费健康体检。

最后，政府部门提高对青少年、孕产妇、乙肝病毒携带者、贫困白内障患者、地方病患者以及低收入人群等弱势群体的关注，越来越注重公平性。通过努力，我国已实施七类重大公共卫生项目，累计受益群众高达1.9亿人。

一　上海闵行区

(一) 提高对公共卫生服务事业的财政投入

近年来，政府对公共卫生领域的关注度不断上升，对公共卫生领域的投入也逐年增多，为上海闵行区公共卫生服务事业的发展提供了坚实的经济基础。闵行区政府自 2003 年以来就按照《中共中央国务院关于深化医药卫生体制改革的意见》中提出的"公共卫生机构的收支全部纳入预算管理"等相关政策来执行，将闵行区的疾病控制中心、卫生监督所、社区卫生服务所、妇幼保健院等公共卫生的组织机构的收支纳入预算管理体制。

按照国家以及上海市公共卫生体系建设三年行动计划的要求，闵行区根据自身情况开展制定了第一轮和第二轮公共卫生体系建设三年行动计划，区政府在财政方面对公共卫生服务事业的经费投入的流向做出部署。管理体制、工作思路和工作模式都得到转变，由原来的差额预算体制转换为全额预算管理体制，基本公共卫生服务机构所需经费由区财政全额投资。通过工作思路的转变，闵行区实行全额财政投入管理体制，经费得到充分保障，公共卫生机构的出发点从创收转变为服务群众，真正以区域居民公共卫生的需要为主要目的开展工作。从 2003 年开始，闵行区财政按服务人口人均 8 元投入，随着时间推移逐年上升，到 2009 年已达到人均 50 元的服务标准，增强了社区卫生服务机构的工作积极性，减少了因补偿不足致使服务不到位的情形。

(二) 进一步完善公共卫生服务体系

在政府公共财政全额预算管理下，闵行区疾病预防控制中心、卫生监督所、妇幼保健院等区级公共卫生专业机构进行了能力及硬件设施的建设。所有基本公共卫生服务已覆盖区域全体居民，实现了家庭健康责任制和以约定服务为主要形式的社区基本公共卫生服务体系。在农村卫生服务方面，截至 2008 年年底，110 家村卫生室已经得到标准化改造，乡村医生的福利和社会保障得到了很大的提高，并且得到了规范化管理。

闵行区结合当地的实际情况，建立了较为完善的公共卫生体系运行机制，这一体制的建立，不仅能推进机构协调发展，同时对公共卫生均等化的实现发挥了重要作用。二、三级医院、社区卫生服务中心在疾病预防控制中心等专业站所的指导、检查、监督下，认真开展各项工作，并按要求及时向上级部门汇报、反馈。在公共卫生功能作用方面，疾控中心等专业机构除了负责提供公共卫生服务，同时还起着上情下达，下情上传的枢纽作用。在执行方面，主要由二、三级医院来执行。而对于一些直接为居民服务的公共卫生项目，如疫苗注射、高血压随访等工作，则由社区卫生服务中心及下属的社区卫生服务站和村卫生室开展。明确了各部门的职责和分工，使各部门工作有条不紊地开展。

（三）按照绩效向公共卫生服务机构拨付经费

闵行区采取的具体措施是：（1）采用达标制与考分制相结合的整体绩效评估。闵行区改变对公共卫生服务提供者的考核办法，凡属医疗机构内部基础性和保障性工作实行达标制，并设立"一票否决"指标，逐步建立符合医疗卫生行业特点、科学合理的绩效评估体系。（2）按绩效支付保健经费。闵行区改变原有按辖区常住人口定额补助的下拨模式，通过建立以服务数量、质量和满意度为量化指标的绩效考核和分配机制，实施预防保健经费按服务项目产出实绩下拨的方法。

（四）提高对弱势人群的重视程度

流动人口、残障人、贫困妇女、老年人等社会弱势群体是基本公共卫生服务的重点对象之一。闵行区卫生部门统计资料显示，在 2004 年闵行区将外来人口纳入公共卫生预防保健同等拨付经费范畴前，外来人口计划免疫接种率、孕妇保健率均低于本地水平，而传染病的发病率则要高于本地人口发病率。在 2004 年之后，将外来人口与本地人口享受同等待遇，外来适龄儿童免疫接种率由 2003 年的 60.31% 提高到 2009 年的 91.46%。而在此之前外来人口孕妇死亡率远远高于本地人口水平，为了改善这种情况，闵行区在 2004 年 7 月设立了上海市首家外来孕产妇分娩定点医院。并实行"政府贴一点、慈善帮一点、医院适当减一点、个人担一点"的政策，到医院分娩的外来人数不断增多，截至 2009 年 12 月，40284 名外来产妇在此医院进行了分娩。为了降低孕妇生产死亡率，引导外来孕妇在医院分娩，2007 年 7 月 1 日开始，闵行区推出了给外来贫困孕妇早孕检查费用减免的政策，吸引外来贫困孕妇自行前往医院建卡，各社区卫生服务中心也因此可以了解到外来孕妇的情况，并方便把她们纳入地区计生和卫生保健管理网络。通过一系列政策，2006—2009 年，闵行区外来人口孕产妇保健系统管理率由 75.36% 提高到 89.50%，并且自 2008 年以来，辖区内未发生孕产妇因保健不到位而死亡事故。

本地残疾无业人员、精神病患者、退休困难的老人和妇女也是弱势群体。闵行区连续几年将建立民生指标列入本区政府实事进行落实。比如为重度残疾无业人员和 60 岁以上老人进行每两年免费体检一次，并将结果存入健康档案，而对于在体检中发现的肿瘤高危人员和慢性病患者，就进行定期的随访；为 70 岁以上的贫困老人实施免费复明手术；对困难且退休的妇女进行每两年一次的妇科普查，在普查中遇到患大病的妇女则提供诊疗减免；给贫困精神病患者提供免费基本治疗药物。

（五）推进新型农村合作医疗制度

闵行区城乡相对均衡，但分属不一样的保障体系，相比之下，城镇居民医疗保障有较高的筹资水平，保障程度也比较高，因此城乡基本公共卫生服务水平有不小的差距。在城乡医疗保障体系难以在短时间内实现一体化情况下，闵行区实行了一系列措施：提高统筹层次、提高补偿水平、加强管理等提高农民医疗保障水平政策来缩小城乡差距，推进基本公共卫生服务均等化。

（六）加强对社区的人员培训

全面落实闵行区卫生人才建设三年行动计划，进一步提高基层干部队伍和卫生专业队伍的能力水平。采取切实有效措施，加大全科医生、学科代表的培养和引进力度。继续强化学历教育和在职岗位培训，落实梯度进修制度，进一步提高医务工作者的学历职称和能力水平。

（七）提高对信息技术的支持力度

闵行区建立了居民电子健康档案，构建了社区卫生服务中心、社区卫生服务站点、村卫生室和区域医疗中心的网络信息体系，大大提高了工作效率。2009 年，闵行区有效整合了信息和医疗技术，并启动建设虚拟放射影像诊断中心和心电诊断中心，将优质资源通过信息途径直接送到农村，实现了区域医疗资源异地整合。实行社区服务人员绩效卡和社区居民健康卡的双卡管理制，可在瞬间完成各类公共服务工作报表，并将社区卫生服务中心考核分配由原来的以收益为基础改变为以效率为基础，成为公共卫生均等的技术保证。

在 12 个社区设立了信息化自助健康体检小屋，社区居民可以免费自行体检，体检数据可同步记录到闵行区卫生数据库，对接到居民的健康档案，大大提高居民主动体检的积极性。社区居民健康也从以医生为主转变到医生居民互动管理模式，建立了良好的医院与居民关系，提高了公共卫生服务的便捷性。

二　江苏省苏州市及吴江县

（一）建立动态信息化的居民健康档案管理

实现患者在医疗信息上资源共享。居民持有的医疗服务卡实行实名认证，不仅包括居民个人身份信息，还包括持卡人的个人银行卡信息。通过医院、医保、银行等资源实现信息资源共享，此卡称为医疗便民服务卡。医疗便民服务卡的建立，不仅给居民带来了很大方便，节约了排队等候时间，同时提高了卫生机构的办事效率。

（二）"母婴阳光工程"项目的实施

苏州市在基本公共卫生服务项目实施上，最突出的项目是"母婴阳光工程"，该项目于 2009 年 5 月 1 日正式实施，投入资金 5000 万元，在全市实施以"六免三关怀"为主要内容的基本公共卫生服务项目。"六免"包括免费母婴健康咨询、免费婚前医学检查、免费产前筛查诊断、免费儿童系统保健、免费儿童计划免疫、免费特困人群妇女病普查，"三关怀"包括关怀妇女、关怀儿童、关怀特殊人群。通过开展该项目，为城乡居民免费提供计划免疫、妇幼保健等基本公共卫生服务项目，大力实施重大基本公共卫生服务项目。母婴阳光工程覆盖苏州市所有居民，还包括外来流动人口在内的百万户家庭人员。该工程的实施起到了保障妇女儿童的健康权益，提高出生人口素质，对实现苏州市基本公共卫生服务均等化起到了促进作用。

（三）制定合理有效的人力资源管理方案

苏州市人民政府于 2009 年 1 月批转由市卫生、人事、编办和财政部门联合起草的《关于加强我市农村卫生人才队伍建设的实施意见》（以下简称《意见》）。《意见》明确，截至 2012 年，苏州市政府将投入近 3 亿元，新增3100 个编制，实现农村医疗卫生机构管理规范、卫技人员配备到位、服务能力得到提升，基本达到农村不断增加的基本医疗卫生需求的总体目标。

三　浙江省杭州市下城区

下城区是杭州市中心城区，2010 年育龄妇女 9.99 万人，7 岁以下儿童 2.16 万人，住院分娩率 100%，无孕产妇死亡、0—4 岁儿童死亡率2.02‰，均明显低于全国及浙江省内平均水平。杭州市卫生厅采取的主要措施是：

（一）完善区域妇幼保健服务网络

下城区各社区卫生服务中心均设置服务机构，形成区卫生局—妇幼保健院—各社区卫生服务中心—社区卫生服务站的妇幼保健服务网络体系。同时，还把辖区内省人民医院、省儿童医院、市红十字会医院以及省妇幼保健院设定为流动人口危重孕产妇、新生儿抢救定点医院，并成立专家技术指导小组，制订应急抢救预备方案，开通特定的绿色通道，全力及时抢救危重孕产妇及新生婴儿。

（二）制定公共卫生妇幼保健服务项目筹资标准，实行"四免"保健服务

杭州市 2009 年起开展免费婚前医学检查、孕前优生检测、产前筛查、新生儿疾病筛查。截至 2013 年底，又增加免费为在杭州居住的孕产妇和 0—3 岁的儿童开展孕产妇和儿童健康管理服务。对孕产妇进行定期保健，时间分别为怀孕 12 周前、孕 16—20 周、孕 21—24 周、孕 25—36 周、孕 37—40 周、产前访视 2 次，42 天检查一次；对 0—3 岁儿童要进行抽查式家庭访视、新生婴儿满月要进行健康检查及婴幼儿免费体检和血常规检查项目。在筹资方面，严格按照公共卫生服务项目标准。杭州市下城区社区公共卫生项目制定的支付标准如表 5 - 1 所示。

表 5 - 1　　　　杭州市下城区社区公共卫生项目制定的支付标准

项目	标准	项目	标准	项目	标准
上门为居民健康服务	6 元/人/次	站点服务	3 元/人/次	电话咨询	1 元/人/次
慢性病管理	5 元/人/次	站点服务	3 元/人/次	电话咨询	1 元/人/次
传染病管理	5 元/人/次	妇幼保健服务	5 元/人/次	新建电子健康档案	12 元/份
社区健康教育课	50 元/课/次	计划免疫接种	2 元/人/次		

资料来源：由杭州市《关于加强我市农村卫生人才队伍建设的实施意见》文件整理。

（三）建立区域妇幼保健服务协作机制

建立规范的妇幼保健服务管理机制。下城区妇幼保健服务按户籍或居住地实行分片管理服务，即属于杭州下城区户籍的孕产妇与儿童由所在户籍街道社区卫生服务中心建立孕产妇保健册和儿童保健册，免费享用国家基本公共卫生服务项目的定期保健服务。对于流动人口孕产妇与儿童，凭借居住证在居住地同样可以享受同城妇幼保健服务待遇。同时，明确妇幼转诊免费政策。

（四）建立规范化的妇幼保健服务制度

首先是加强对妇幼保健服务门诊规范化建设。各社区卫生服务中心必须严格按照省市规范化妇幼保健门诊要求落实场地、优化环境、配备专业人员和相关设施、统一业务操作流程和信息化建设。其次，将妇幼保健服务纳入公共卫生服务目标考核，该制度的实施有效调动了各中心对妇幼保健工作的积极性。

（五）加强业务培训，提升妇幼保健服务水平

对新妇幼保健专业人员进行严格的上岗培训，组织妇幼医生参加省、市、区举办的培训。通过对全区妇幼保健医务人员的全面培训和定期业务考核，提高妇幼保健业务的水平。

（六）开展重大公共卫生项目免费服务

从 2010 年起，杭州市免费为居住在杭州市的孕产妇发放叶酸，对居住满 6 个月的外来困难人群实施住院分娩补助。免费给新婚者体检、常住和流动孕产妇进行艾滋病检测。该制度的实施有效地做好了优生优育的工作，同时为患者解决了经济和精神上的压力。

（七）开发不同人群的母子保健服务包

根据流动人口孕产妇、儿童经济情况，开发了三种不同种类的保健服务包，有效促进流动孕产妇住院分娩，避免孕产妇生产过程中大出血及新生儿破伤风等严重并发症发生。

四 贵州省贵阳市和修文县

为进一步加强母婴管理工作，提高产妇住院分娩率、降低孕产妇死亡率和婴儿死亡率。贵州省采取了以下具体措施：

（一）设置村保健员

在各行政村或各社区设置 1 名及以上保健管理员，保健管理员的职责是负责走访调查辖区内育龄妇女中已经怀孕的妇女，掌握并及时上报孕妇的情况，对已初步筛选的高龄产妇展开动员工作，尽量动员高危孕产妇住院分娩。村卫生室或社区卫生服务站，建立《孕产妇保健卡》和《孕产妇保健手册》；不具备条件的，村保健员应该督促孕妇尽量在怀孕的第 12 周之前到乡镇卫生院或社区卫生服务中心建立孕产妇保健卡（册），并按要求进行产前随访检查。

（二）建立乡村孕产妇运送组织

贵州省为居住偏远、交通不便的农村山区孕产妇成立了专门的护送队，通过与邻近乡镇卫生院或产科急救中心协调，尽量缩短孕产妇的运转时间，保障孕产妇及胎儿安全。

五　重庆市黔江区

（一）公共卫生服务券的推出

重庆黔江于 2005 年 7 月 1 日开始推出公共卫生服务券。凭借此券可以在规定时间内在任何乡镇卫生院免费享受相应内容的公共卫生服务。公共卫生服务券宗旨是使居民真正成为公共卫生自主消费者，确保居民获得公平卫生服务机会，促进卫生机构之间的公平竞争，提高服务质量。

（二）公共卫生服务制度的完善

从 2007 年开始，黔江区对原来的村卫生室进行了完善，把原来的"三制、四有、五统一"管理完善到"四制、五有、六统一"。"四制"包括对乡村医生实行聘任制、工资制、目标责任制、养老工资制。"五有"包括：要求村卫生室门诊要有就诊记录、药房取药、凭许可证输液、转诊要有相关记录、收费必须开具发票。"六统一"即建立统一标准的村卫生室、统一的管理制度、统一的收费标准和药品价格、统一财务管理、统一集中采购药品及材料、统一考核标准。

（三）明确村卫生室的性质和定位

黔江区把村卫生室的职能定位为乡镇卫生院在行政村的下属部门，原来的试点村卫生室全部更名为××乡镇卫生院××村卫生室，属于乡镇卫生院的下设机构，村卫生室的人员、财力及物力等资源完全由乡镇卫生院统一管理。

（四）加强对乡村医生的培训，提升人员业务素质

2009 年上半年，举办了 3 期由乡镇卫生院医疗组长、护理组长和乡村医生参加的医疗业务基本理论、基本知识和基本操作技能培训，每期培训 5 天，共 320 人参加。通过视频系统为乡村医生开展业务学习讲座。并进行定期考试，将考试成绩作为医生考核、竞争上岗和职称晋升的依据。

（五）完善乡村医生管理制度

首先明确乡村医生的职责。所有的乡村医生都由乡镇卫生院统一聘用和分配，但不占用乡镇卫生院的人员编制名额。建立统一的人员招聘制度，对新一轮的聘任医生实行职业化的管理，同时对乡村医生的年龄结构和知识结构进行了合理的优化。对全区村卫生室进行综合评估和彻底整顿。其次，增加乡村医生的福利，为乡村医生购买农民工养老保险，乡村医生可以享受新型农村合作医疗解决乡村医生后顾之忧。最后，对乡村医生实行绩效工资制度。乡村医生工资由基本工作和绩效工资两部分组成。基本工资主要是根据乡村医生的服务人口、服务能力、村民对医生服务的满意度等这几方面来评定，按四个档次确定。绩效工资根据区卫生局指导意见制定考核实施细则和具体考核标准按月计算。这一方案的实施，稳定了农村医生的队伍，提高了乡村医生服务的积极性。

（六）完善财务管理制度

黔江区规定，乡村卫生医院的房屋及所有物资都属于乡镇卫生院财产，村卫生室的业务收入由乡镇卫生院统一管理。村卫生室公共卫生服务收入直接划到乡镇卫生院会计中心，乡镇卫生院按月对村卫生室进行成本核算。

（七）加强药品及医疗卫生服务管理

乡镇卫生院对村卫生室药品进行集中药品询价和采购。根据药品采购申报计划，村卫生室到乡镇卫生院领取药品。乡镇卫生院则定期核查村卫生室运行情况并将村卫生室药品存盘。乡镇卫生院按月评价村卫生室服务质量，并以此作为乡村医生绩效工资的重要依据。通过这些实施手段，不仅能规范村卫生室的诊疗行为，同时还能督促对临床诊疗制度的严格执行。

（八）规范农村医药竞争市场，避免乡村两级恶性竞争发生

实行 24 小时应诊制，规范农村医疗市场秩序，避免乡村两级因为不分功能定位而产生的恶性竞争。卫生院需认真监督检查村卫生室，确保各村卫生室严格执行各项规章制度，操作规范，减少医疗纠纷和杜绝事故。实行"村医出资、政府补助、产权归公"的村卫生室建设筹资和运行模式。

第六章　政策建议

第一节　政府层面

一　进一步扩大政府购买基本公共卫生服务的广度和深度，明确政府职责，缩小政府供给与居民需求的差距

与传统公共管理模式不同，新公共管理理论改变了政府与公众的关系，政府不再是发号施令的官僚机构，而是以人为本的服务提供者，公众则成为公共服务中的"顾客"角色。政府尊崇"顾客"主权，坚持服务顾客取向，并以顾客需求为导向，以提高"顾客"满意度为中心。政府以提供公平公正的公共服务、全面优质的公共产品为第一要务。在新公共管理中，"由顾客驱动的政府是能够提供高质量和多样化公共服务的政府"。评价政府提供公共服务效果时，应以"顾客"为主体，注重公共服务的提供是否符合顾客偏好，并产出高效的公共服务。从新公共管理学角度，实现基本公共卫生服务均等化的实质是居民公共服务需求与供给的民权问题。[①] 政府在提供公共卫生服务时，应以居民需求为中心，打破传统的"自上而下"的等级供给和评价体系，实现政府供给与居民公共卫生服务需求间的均等化。

（一）实现资源整合、健全基本公共卫生服务体系

湖北省基本公共卫生服务体系仍处在不完善的阶段，再加上有限的财力，要尽快实现湖北省基本公共卫生服务均等化，应该进一步完善基本公共卫生服务体系。对此，可以从以下三个方面开始实施：第一，城乡基本

---

① 程岚：《实现我国基本公共服务均等化的公共财政研究》，博士学位论文，江西财经大学，2009年，第38页。

公共卫生服务缩小差距，进一步健全城乡基层医疗卫生服务体系。加强农村三级医疗服务体系建设，通过建设社会化农村卫生服务体系，更好发挥三级服务网整体功能，打破部门与所有制界限；综合利用农村卫生资源，可以把原计划生育指导站整合到基层卫生服务机构，将计划生育指导服务纳入基本公共卫生服务范围。第二，采取就近原则，把当地中小学卫生保健所整合到疾病控制中心，不仅可以避免重复建设带来的资源浪费，也可以明确疾控中心在学校卫生工作的职责。第三，引入社会资本或根据当地需求建设社区卫生服务站或村卫生室。公共卫生专业机构应该承担对社区卫生服务机构、农村卫生服务机构的指导、培训和考核职责。

（二）明确政府的责任

政府有干预卫生领域，为全民提供公共卫生服务的责任。主要有三个理由：首先，从公共产品的性质来看，公共产品具有排他性和非竞争性，作为市场主体的生产者不会主动提供这类产品，因为他们不可能从中收获经济利益，而大多数公共卫生服务是公共产品的范畴。其次，信息不对称、医疗保险覆盖率不高、逆选择等造成公共卫生部门"市场失灵"。最后，作为政府部门，有责任和义务在提高居民健康状况和减少贫困方面发挥重大作用。结合以上原因，政府应提供覆盖全民的公共卫生服务，以保证服务的公平性和有效性。

（三）扩大政府购买基本公共卫生服务的广度，改善城乡公共卫生服务供给机制

"购买服务"理念是20世纪20年代美国政府为了解决政府公共资金被大量"中间掠食者"消耗的问题而推行的一项重大改革措施。经过长期实践，这项改革在国内外已经取得了积极成效。在基本公共卫生服务领域，国内很多地区也进行了积极探索，取得了较好效果。借鉴相关经验，湖北省在具体操作层面，一是扩大基本公共卫生服务券发放范围和对象。湖北省可根据卫生资源投入的总量设计开发公共卫生服务券，如儿童保健券、孕产妇保健券、妇女保健券、老人保健券、重点人群保护券，并向全体居民或特殊人群发放，居民凭公共卫生服务券到指定卫生机构免费享受具有公共性质的卫生服务，如疫苗接种、孕产妇保健等。指定的卫生机构在一定时间内凭公共卫生服务券数量向政府申请补偿。二是探索基本公共卫生服务领域公私合营，在现有社区卫生服务中心（站）、乡镇卫生院及村卫生室基础上，可通过公私合营方式增强社会力量对公共卫生服务的参

与程度，并通过政府购买公共服务形式，尽快扩大政府公共卫生服务的能力。

（四）扩大政府购买基本公共卫生服务深度，建立有效的"自下而上"的服务需求及评价机制

作为基本公共卫生服务的"需方"，居民的参与将有利于公共服务的效率和质量改进，而现有的"自上而下"的考核监督机制限制了居民在公共服务中的知情权和话语权。为保证客观、公正和效率，政府可借鉴美国等发达国家的经验，将居民对公共卫生服务的需求和评价工作以政府购买公共服务形式交由第三方专业的、有资质的非营利组织或私营机构。为此，湖北省在提供基本公共卫生服务的过程中，可以充分发挥本省科研及人才众多的优势，采取政府公开招标购买方式，积极探索与高校、科研机构等非营利组织或专业的、有资质的私营机构合作，具体购买内容包括：一是建立"自下而上"的服务需求表达机制，及时、准确地获取城乡居民基本公共卫生服务需求信息，有针对性调整基本公共卫生服务包内容；二是结合基本公共卫生服务特点，建立一套科学完整的基本公共卫生服务均等化满意度模型，并通过电话、短信、网络及逐户走访等形式定期进行问卷调查，深入了解城乡居民对现有基本公共卫生服务工作的客观评价，找出工作薄弱环节加强建设。通过政府购买公共服务形式，真正建立以居民满意度为核心的"自下而上"的考核监督机制，提高监督的有效性，促进落实城乡基本公共卫生服务均等化。

通过政府购买基本公共卫生服务方式，有效引入竞争机制和考核激励机制，可以实现从"养人办事"到"办事养人"的转变，解决政府投入被大量中间环节截流和消耗问题，有利于提高政府公共卫生投入的质量和效率。

二 加大财政投入力度，建立健全公共卫生经费保障机制，缩小城乡基本公共卫生服务经费差距

根据《国务院医药卫生体制五项重点改革实施方案》要求，"2009年人均基本公共卫生服务经费标准不低于15元，2011年的经费标准不低于20元"，2009年中央财政按人均15元的基本公共卫生服务经费标准，对西部地区、中部地区和东部地区按不同的补助比例予以支持。基于各省、各自治区、直辖市地区经济发展不平衡的原因，在对基本公共卫生服务的投入中，很多区、市、县财政存在心有余而力不足的现象，特别是以农业

人口为主的区县地区，投入负担非常重。在这种情况下，如何按基本公共卫生包的成本探索"两级统筹，两级分担"的基本公共卫生服务补助经费分担机制和分担内容就显得十分重要。研究者建议，基本公共卫生服务要逐步实现中央和省级两级政府统筹、以中央政府为主、根据实际经济情况确定由地方政府合理分担的补偿机制。也就是必须由中央财政作为基本公共卫生服务专项资金投入的主体，才能有效地实现湖北省基本公共卫生服务的公平性，为推进湖北省基本公共卫生服务均等化提供强有力的财力保证。

湖北省自 2009 年实施基本公共卫生服务项目以来，财政投入逐年加大，2012 年，中央和省级财政共筹措基本公共卫生补助资金 11.67 亿元，其中，中央财政补助资金 9.64 亿元，省级财政补助资金 2.03 亿元。总结过去三年多的实施情况发现，公共卫生服务筹资的过程中有些措施和现象不利于实现公共卫生服务均等化目标的，需要给予关注。一是公共卫生服务的落实没有得到实质上的支持和重视，在筹资过程中体现在，公共卫生服务经费不是来源于增量投入，而是结构内部的调整，一些地区将原本投入机构的补偿费用，转变为公共卫生服务资金投入。二是实现公共卫生服务均等化的一大特点就是向基层倾斜，个别地区在财政分配过程中，仍然延续原有的工作思路和方法，对基层卫生机构投入不够重视，反而进一步加大对大中型医疗机构的投入。为此，可从以下几方面完善：

（一）扩大筹资渠道，完善基本公共卫生服务经费专项转移支付机制

国家层面要实现区域之间的均等化目标，需要有一个良好的财政分配体制，制定科学的、系统的财政转移支付制度。一方面，完善促进公共卫生服务均等化的公共财政制度，调整财政支出结构，把更多的财政资金投向公共卫生领域。另一方面，完善的财政转移支付制度是实现公共卫生服务均等化的重要途径。通过增加均等效果明显的一般转移支付，规范专项转移支付。鼓励和吸引各类慈善组织、基金会等民间组织和资金以多种方式提供基本公共卫生服务。作为公共服务组成部分，基本公共卫生服务项目的实施需要持续的财力作保障，政府应逐步建立起具有权威性、规范性的基本公共服务法规体系，建立完善的筹资和投入机制；完善中央财政转移支付力度，明确中央和地方政府的公共卫生服务财政投入责任，建立财权和事权相匹配的财政体系。要建立规范的湖北省转移支付制度，需要做到以下几点：

（1）湖北省基本制度的建设。建立健全的转移支付制度的监管体系，把转移支付监督纳入法制轨道，选择恰当时机，推出以基本公共卫生均等化为立法宗旨的转移支付法律。

（2）调整转移支付结构。在原体制转移支付基础上，对原有的转移支付形式进行有计划、有步骤调整，建立一个以一般性转移支付为重点、以专项转移支付和特殊性转移支付为补充的混合型财政转移支付制度。

（3）建立科学的、多因素的转移支付标准公式。通过借鉴国内外经验，结合当地基本情况，依法确立一套科学合理的多因素转移支付标准公式。

（4）减少政府级次的操作。明确各级政府职责，减少中间层次执行政策，发挥中央财政转移支付政策的效用，保证国家所拨款项能够及时完整到账，促进各地区基本公共卫生服务的均等化发展。

（二）提高农村人均经费标准，缩小城乡基本公共卫生服务经费差距

湖北省要实现城乡之间的均等化目标，除了国家在支持农村公共卫生事业发展中需要有所倾斜之外，也要加大地方财政对农村公共卫生服务的筹资，彻底改变过去农村地区公共卫生筹资不足问题。自2009年国家启动基本公共卫生服务项目以来，湖北省人均基本公共卫生服务经费标准已由2009年的15元提高到2012年的25元。由于各地财政投入的差异，城乡之间、地区之间仍存在较大差距。尤其是农村地区许多项目，如老年人检查、儿童体检、产前检查、产后访视等若免费提供，现有人均25元经费标准远远不足。同时，农村公共卫生服务的筹资标准应该大于城市公共卫生服务筹资标准，才有可能对缩小城乡公共卫生服务差距有现实意义。因此，各级政府要把发展基本公共卫生服务列入政府工作目标，进一步加大资金投入力度，根据各地实际情况核定各项目成本，满足城乡居民对基本公共卫生服务的需求，扩大覆盖人群；加强对重点支出项目的保障力度，向农村倾斜，向困难地区、困难基层、困难群众倾斜，并以法律、政策形式确保农村基本公共卫生服务经费的使用，增加经费透明度和使用效率。

（三）确保基层公共卫生服务机构建设经费，提高专业公共卫生服务机构管理经费

基层公共卫生服务机构的建设直接影响城乡居民基本公共卫生服务均等化目标，针对一些地区调整机构补偿经费用途问题，湖北省采取的措施

有：一是健全财力与事权相匹配的财税体制，完善补偿经费的监督监管。二是通过建立一系列省级达标制度来促进基层公共卫生服务机构建设，确保机构补偿经费有效落实。尤其要重视农村乡镇卫生院和村卫生室的基础设施、设备及环境建设，增加乡镇卫生院及村卫生室医疗设施及设备数量，改善乡镇卫生院和村卫生室服务环境。在全省建立基层公共卫生服务机构基础设施及环境建设质量标准，提高基层公共卫生服务机构服务能力。

同时，理顺基本公共卫生服务管理体制，确立疾控机构在基本公共卫生服务中的指导作用，适当增加市级疾控中心管理经费，避免"架空"市级卫生系统的统筹权力。

三　根据城乡居民需求差异和各地政府供给能力，建立公共卫生服务包动态调整机制

由于城乡居民对公共卫生服务的需求具有多样性、复杂性和变动性。从操作层面而言，推动基本公共卫生服务均等化是一个循序渐进的过程，要实现现阶段均等化目标，必须进一步厘清和细化基本公共卫生服务内容。

（一）确定省级统一的基本公共卫生服务包

基本公共卫生服务均等化的实施，首先应该做好国家2009—2013年基本公共卫生服务项目及重大公共卫生服务项目的实施。同时从居民的健康需求、当地政府的筹资水平、服务项目提供、服务项目利用、服务项目支付、服务可及性、城乡居民满意度等多方面评估国家项目实施状况、影响因素及存在问题等，在此基础上确定省级基本公共卫生服务包。可及性可以从三项指标来衡量。一是地理可及性，指居民到最近医疗机构的距离和所花费的时间。二是经济可及性，指为居民服务价格的定价、人们的购买意愿，以及需求者所能承受的支付能力。服务价格和需求者的经济实力是影响经济可及性的两个重要因素。三是资源可及性，用于医疗卫生服务的医疗卫生资源主要包括人员、设备、资金、技术及其他相关资源。省级基本公共卫生服务包的确定，不仅要考虑居民疾病特点、主要健康问题及存在的危险因素，还要考虑政府的筹资水平，目的是使有限投入产生最大化的市民健康结果。所以，要根据干预措施的投入产出情况、财力和经济社会发展状况等因素，综合筛选，确定一套基本公共卫生服务项目标准。需要注意的是，制定统一的基本公共卫生服务包后，应该确保对辖区居民给予均等化服务。各个地区政府可以结合当地需求和自身财务情况，增加适合的服务项目，但对于中央和省级政府制定的统一项目，地区政府不得删减和降低服务标准。

（二）针对城乡居民需求差异，完善基本公共卫生服务内容

从"政府责任"角度来看，政府提供的基本公共卫生服务，应该取决于城乡居民需要的服务。然而，由于经济、文化、观念等方面的差异，造成城乡居民对公共卫生服务需求有所不同。一方面，城镇居民对公共卫生服务的需求层次比较高；而农村居民对公共卫生服务的需求层次较低。另一方面，城镇与农村在自然气候、地理环境、人口密度、生活方式和卫生习惯上有较大的差异，面临的主要公共卫生问题不完全相同。而现有的面向全省一致的基本公共卫生服务包设计，既无法充分满足城镇居民的需求，同时对农村居民又显得过大过全。为此，湖北省可以探索根据城乡居民不同的需求特点，设计更有针对性的基本公共卫生项目。力求扩大基本公共卫生服务均等化的受益人群。可采取的措施有：

1. 完善项目化管理

实施项目化管理，不仅有利于推进基本公共卫生服务均等化，同时能确定明确的目标，提高项目的控制力度。有《方案》明确，从 2009 年开始，已经在全国逐步建立起统一的居民健康档案，并采取了规范化管理；定期为 65 岁以上老年人做健康检查，为 3 岁以下婴幼儿做生长发育检查，为孕产妇做产前检查和产后访视，为高血压、糖尿病、精神疾病、艾滋病、结核病等人群提供防治指导服务；普及健康知识，2009 年开设中央电视台健康频道，中央和地方媒体均应加强健康知识宣传教育。卫生部已初步确定基本公共卫生服务的可操作性项目为 9 类 21 项，主要包括：为 1.1 亿 65 岁以上老年人体检；到 2011 年，老年人、残疾人、慢性病人、儿童、孕产妇等重点人群的建档率城乡将分别达到 90% 和 50%，一般人群建档率城乡均达到 30%；为 4800 万 0—3 岁的婴幼儿进行生长发育检查；为 1600 万孕产妇做产前检查和产后访视；为 1.6 亿高血压患者、4000 万糖尿病患者、849 万重型精神病患者、336 万结核病患者、9 万艾滋病毒感染者等提供防治指导服务。

2. 调整湖北省重大公共卫生服务项目

自从加大对危害人群的重大传染病防治力度工作以来，湖北省重大传染病得到了初步遏制。同时，还要结合当地居民的需求情况，继续实施如艾滋病和结核病等重大疾病的预防控制工作和国家免疫规划、农村妇女住院分娩等重大的公共卫生服务项目。继续开展为 15 岁以下人群补种乙肝

疫苗；预防和消除燃煤型一氧化碳中毒危害；预防幼儿出生缺陷，及时为农村妇女孕前和孕早期补服叶酸；尽量让贫困白内障患者尽早复明等一系列重大的国家基本公共卫生服务项目。

3. 整合湖北省城乡医疗保险，实现城乡一体化

在我国，城乡医疗保险的二元结构决定了城乡居民医疗保险均等化，城乡居民医疗保险整合是一个需要分步骤推进的过程。在湖北省，城乡医疗保险整合可以从三步展开：第一步，扩大居民覆盖率，把城镇职工基本医疗保险、城镇居民基本医疗保险和新型农村合作医疗保险三网合并管理。第二步，三网并两网，把城镇居民医疗保险和农村医疗保险合并为居民医疗保险网，同时与城镇职工医疗保险并存管理。第三步，把居民医疗保险和城镇职工医疗保险合并。在城乡居民医疗保险整合的同时，应该先把城镇医疗保险水平稳定下来，逐步实现城镇与农村医疗保险的整合，实现城乡医疗保险均等化的目标。

（三）根据各地政府供给能力，合理调整基本公共卫生服务的范围

按照城乡居民公共卫生需求的层次，可将公共卫生服务划分为：基础性公共卫生服务、核心公共卫生服务和支持性公共卫生服务。基础性公共卫生服务是指对保障居民健康起决定性作用的基本公共卫生服务；核心公共卫生服务是指那些对改善居民健康起重要影响的一般性公共卫生服务；支持性公共卫生服务是指有助于提高居民健康水平，推动居民健康水平全面提升的公共卫生服务。

由于各地经济发展水平存在差异，城乡公共卫生实际供给能力有差距。对于公共卫生服务的供给，湖北省可根据政府供给能力，合理调整基本公共卫生服务范围，具体措施为：对于城镇居民，当地政府在保证基础性公共卫生服务基础上，适当增加核心公共卫生服务；对于农村居民，政府应该提供也有能力提供的是基础性公共卫生服务。具体措施是：

1. 加大财政投入，保证基本公共卫生服务覆盖全体居民

湖北省基本公共卫生体系还不健全。城乡和地区之间的经济水平相差较大，而经济水平是影响居民健康状况的重要因素之一，要缩小城乡之间基本公共卫生服务的差异，当务之急，欠发达地区必须加大财政投入。各级政府应尽快加大对公共卫生的投入力度，完善对城乡基层医疗卫生机构、专业公共卫生、基本公共卫生经费、重大疾病防控与国家免疫规划等的投入机制，使基本公共卫生服务项目能够覆盖全体居民。

2. 分阶段推进，依靠制度保障和政策引导，实现基本公共卫生服务均等化

基本公共卫生服务均等化可以采取分阶段推进方法，首先实现区域内的农村与城市居民的均等化，在此基础上再实现区域间城乡基本公共卫生服务均等化。"制度是社会公平正义的根本保证"。确定湖北省现阶段的基本公共卫生服务，首先应该在原有法律制度和政策基础上，结合当地基本情况，适当调整制定相应的法律制度和政策，强化基本公共卫生服务的财政均等化能力和法制化进程。同时，实现公共卫生服务均等化还需要有相关政策的引导，包括落实医疗卫生事业的公益性质，强化政府在基本医疗卫生制度中的责任，尤其在筹资方面的责任，以及政府在提供城乡公共卫生和基本医疗服务中的主导地位的相关政策的制定与完善，使公共政策为实现城乡基本公共卫生服务均等化提供保障。

3. 重视公共卫生系统管理，开发具有专业特点的管理方式与手段

公共卫生服务机构不仅受政府委托承担公共卫生领域的信息收集和组织管理工作，同时还要向人们提供专业的公共卫生服务；基本公共卫生服务机构可以通过使用者付费方式对其成本进行一定的补偿，政府也要对其承担不可推卸的筹资责任。通过这些特点分析，要想决定公共卫生事业管理手段的运用，实现基本公共卫生服务均等化，需要借鉴不同管理领域的相关理论，如人力资源管理理论中的绩效管理理论、福利经济学理论、公众满意度理论及公共产品理论等。但这些管理理论的应用必须结合公共卫生事业的性质进行创新，从而有效运用在公共卫生管理领域。

第二节　公共卫生机构层面

一　加强基层公共卫生技术人员素质及专业能力建设

需要逐步改变传统的重医疗、轻预防观念，重视公共卫生人才的引进，加强卫生部门的技术培训，完善规范的培训计划和明确的学习目的，提高基层医疗卫生服务人员的服务水平和技术才能，满足日益提高的基本公共卫生服务项目的要求，更好为民众服务。可以通过一定的优惠措施吸引和留住人才；通过深造、继续教育等途径培养现有工作人员业务能力，充分发挥现有人员技术潜能，优化组合，优势互补。可以从以下几个方面

进行这些工作：

（一）积极引进人才，建立基层公共卫生服务机构人员激励机制

加大奖励制度，在给予经济奖励的同时，给予精神奖励。其一对于基层工作人员，国家应该设立相应的编制制度，使基层工作人员的工作待遇得到保障。其二，允许上级医疗卫生专业技术人员到基层医疗卫生机构兼职工作。合理安排、有效利用高级医疗卫生机构专业人员到基层医疗卫生机构兼职，提高基本公共卫生服务能力，弥补基层医疗卫生机构人员不足。

（二）完善继续教育和学历教育规划

设立完善可行、符合实际且易于操作的继续教育和学历规划，对于优秀的基层卫生医疗机构和相关的服务人员，可以享受公费继续教育和学历教育，在现有的已经制定的定向培养高层次全科医师政策基础上，将选拔出来的学生送到高层次全科医生培训高校进行专业化培训。学费由省级财政、当地财政和个人三方共同负担，学生学成后必须在定点机构工作一定年限，保证参加培训的人员把精力投入到新技术、新方法的学习中。通过让优秀基层服务人员能够公费享受继续教育和学历教育，减轻服务人员对学历要求的压力，激励他们服务的积极性和主动性，以有利于基层公共卫生服务机构长久持续发展。

（三）提升服务能力，完善培训规划

充分利用现有卫生资源，加强基层医疗卫生服务机构人力资源建设。针对基本公共卫生服务项目，建立乡镇卫生院和县级医院协作模式。定期选派工作人员到县医院进修学习，提高技术水平；可以聘请外省专家到当地进行现场指导培训，集中培训等方式，提高基层卫生机构服务人员的技术水平；在同级卫生服务机构之间，可以经常进行沟通交流，增加相互学习机会。

（四）深化培训内容的同时，加大资金的支持力度

针对城市和农村服务人群差异化特点，制订不同的培训计划，明确基本公共卫生服务的定位和服务方向，加强和巩固自身技术水平和服务态度，重视软实力的提高，尽量满足城乡居民的需求，同时，还要加大资金支持力度，完成县域基本公共卫生服务项目。

二　制定完善的考核制度，提高考核效率

（一）建立基本公共卫生服务绩效考核制度

构建绩效考核指标体系，应该建立在已经确定的省级统一的基本公

共卫生服务项目和标准基础上,通过建立基本公共卫生绩效考核和评价体系的方式,根据服务内容,制定岗位服务规范、考核内容和考核标准,规范考核程序和实施细则,并将人员收入与服务绩效挂钩,切实通过管理和监督机制以及绩效考核制度的建立与实施,鼓励基层卫生人员转变服务模式,改善并提高服务质量和效率。采取有效措施,提高资金使用效益,并保证资金使用的安全性和规范性。除了对基本公共卫生服务项目自身进行考核外,也应该把广大市民对服务机构满意度纳入绩效考核指标体系当中,通过设置居民满意率、事故发生率等指标,促使公共卫生服务机构不断改进服务方式,改变服务态度,从而提高服务质量和服务对象的满意度。同时,认真分析和充分运用绩效考核的结果为基本公共卫生服务支出的事前决策、事中审查和事后评估,以及对各级财政出台的奖励和补助相结合的财政转移支付政策提供可靠的理论依据。

(二)完善考核方案考核指标,调整考核标准

根据每年绩效考核的情况反馈其结果,不断更新和完善基本公共卫生服务项目考核方案考核指标,调整考核标准,建立以人为本的适宜当地基层公共卫生机构使用的有效考核机制。第一,在经费拨付机制上,制定规范的与绩效考核挂钩的标准,保证绩效考核服务经费及时完整到位,保障基本公共卫生服务资源能够有效、合理利用。第二,应该严格控制考核成本,提高考核效率。第三,控制考核工作量。第四,完善奖惩机制,对于工作表现良好的机构和个人,应该及时给予奖励,而对于实施不好的机构和个人也应该采取一定的处罚。

(三)针对城乡不同人群特点调整服务方式,提高基本公共卫生服务质量

1. 对于城市流动人口

为提高流动人口基本公共卫生服务的可及性,城镇社区卫生服务中心(站)应淡化户籍限制,为辖区居住半年以上的流动人口居民提供基本公共卫生服务项目,特别是健康档案、儿童预防保健及孕产妇健康管理;同时,为避免流动人口在多地重复录入,可在全省范围建立流动人口基本公共卫生服务的信息平台,实现资源共享,提高流动人口健康规范化管理的质量;另外,为加强流动人口的基本公共卫生服务,应按社区卫生服务中心实际工作量进行财政补助。

2. 对于农村留守儿童

目前，湖北省农村地区采取规划免疫疫苗集中接种制，由乡镇卫生院负责疫苗接种服务。村卫生室应该建立儿童免疫规划疫苗接种清单，对所在村的每一位适龄儿童的具体接种时间和种类进行清晰的记录，由村医负责及时通知儿童监护人及时带儿童接受接种服务。为了调动村医积极性，财政公共卫生服务项目拨款中应确保有一定比例拨付给村级卫生机构。

3. 对于老年人和慢性病患者

对于老年人和慢性病患者，基本公共卫生服务提供者必须改变传统的坐等病人的服务模式，主动深入社区，深入农户，开展上门服务。老年人对基本公共卫生服务的利用呈现出以下三个特点：第一，女性对服务利用较好；第二，文化程度较高的老年人对服务利用较好；第三，经济条件较好的老年人，其接受服务的情况也较好。由此可见，女性、文化程度较高及经济条件较好者，对服务的利用情况也较好。[①] 为此，提供基本公共卫生服务应充分考虑到不同性别人群的特点，有的放矢，从而有效为老年人提供服务，减少不同性别老年人对服务利用的差异。此外，与城镇相比，农村地区公共卫生服务机构应确保农村老年人基本公共卫生服务的可及性，明确村卫生室负责制，由村医负责辖区老年人的规范化管理及慢性病的随访工作。同时，各级政府应加大对老年人公共卫生保障事业的投入，建立贫困老年人的医疗救助制度与基本公共卫生服务相衔接，为老年人提供基本物质保障，消除贫困老年人接受健康体检的后顾之忧。

第三节　居民个体层面

一　提高基本公共卫生服务宣传力度和居民公共卫生服务的知晓率

加大对居民的宣传力度，设计一套有针对性、完整、系统的宣传策略。宣传手段可以有不同的选择，首先，通过电视、广播、报纸等媒体进行宣传；其次，利用纸质媒介制作宣传单发放或制作宣传栏；再次，通过

---

① 程岚：《实现我国基本公共服务均等化的公共财政研究》，博士学位论文，江西财经大学，2009 年，第 38 页。

社会组织开展宣传活动；最后，借助成本较为低廉的新兴的宣传手段，包括网络、手机短信平台、微博等，有效提高关注度。

二 加强城乡居民健康教育，提高居民健康意识

加大基本公共卫生服务中健康教育的比重，加强健康教育与其他公共卫生服务项目的融合，提高基本公共卫生服务效果。具体措施包括：（1）采取政府购买方式，将部分健康教育工作通过公开招标借助专业的、有资质的第三方机构完成，以扩大对城乡居民的健康教育；（2）增加健康教育的内容和范围；（3）对农村的健康教育重点应集中于基础健康知识、基本生活及公共卫生知识及生活习惯等方面。公共卫生服务机构应加强和农村基层医疗机构合作，组织医务人员定期为农村居民提供免费健康知识教育活动，通过板报、传单、讲座等形式进行宣传教育，增进农村居民对防病治病知识的了解。同时发挥村卫生室亲民、便利的优势，以农村居民喜闻乐见的方式传递健康知识，提高其健康意识。

结　论

　　促进基本公共卫生逐步均等化，是我国政府根据现阶段国情和经济发展水平，向全体公民提供的机会均等、标准一致、结果大体相同的公共卫生服务，以有效预防和控制传染病及慢性病，减少主要健康危险因素，让广大群众做到无病早防，有病早治，提高全民的健康水平。自 2009 年开始启动基本公共卫生服务项目以来，湖北省通过提高均等化补偿水平、创新项目投入机制、明确项目内容标准、严格绩效考核管理、动员社会广泛参与等措施，使城乡居民基本公共卫生服务可及性有了明显提高，但仍然存在现有公共卫生服务包过大过全、城乡基本公共卫生服务实施不均衡、城乡公共卫生资源不足和分布不平衡、居民对项目的知晓率和认知度较低等问题，制约基本公共卫生服务均等化工作的推进。究其原因，主要有：公共卫生服务均等化运行管理机制不顺、公共卫生服务均等化经费下拨不及时、公共卫生服务均等化资金使用计划不透明、公共卫生服务均等化资金财务核算不规范、基层公共卫生服务机构人员素质和能力不足、基本公共卫生服务均等化政策宣传不广泛等。在政府方面，扩大政府购买基本公共卫生服务的广度，一是要广泛推进基本公共卫生服务券发放范围和对象，二是探索基本公共卫生服务领域的公私合营，尽快增加政府公共卫生服务能力；扩大政府购买基本公共卫生服务的深度，建立有效的"自下而上"的服务需求及满意度评价机制；扩大筹资渠道，鼓励和吸引各类慈善组织、基金会等民间组织和资金以多种方式提供基本公共卫生服务；提高农村人均经费标准，并以法律、政策形式确保农村基本公共卫生服务经费的使用，增加经费的透明度和使用效率；确保基层公共卫生服务机构建设经费，提高基层公共卫生服务机构的服务能力；理顺基本公共卫生服务的管理体制，提高专业公共卫生服务机构管理经费；根据城乡居民需求差异和各地政府供给能力，建立公共卫生服务包动态调整机制。在公共卫生机构方面，通过一定的优惠措施吸引和留住公共卫生人才；通过深造、继续教育等途径培养现有工作人员的业务能力，充分发挥现有人员技术潜能，有效保障公共卫生服务的落实和持续发展；针对城乡不同人群特点调整服务方式，提高基本公共卫生服务质量。

对于城市流动人口，淡化户籍限制，在居住半年以上地区可享受基本公共卫生服务，在全省范围建立流动人口基本公共卫生服务信息平台，实现资源共享，以提高流动人口健康规范化管理质量，为加强流动人口的基本公共卫生服务，应按社区卫生服务中心实际工作量进行财政补助。对于农村留守儿童，应该建立儿童免疫规划疫苗接种清单，由村医负责及时通知儿童监护人及时带领儿童接受接种服务。对于老年人和慢性病患者，应充分考虑不同性别人群的特点，有的放矢，更有效地为老年人提供服务，减少不同性别老年人对服务利用的差异。

在居民个体方面，安排宣传预算，通过电视、广播、报纸及网络等手段，设计一套有针对性、完整、系统的宣传策略，加大基本公共卫生服务宣传力度，提高居民公共卫生服务的知晓率。根据城乡居民公共卫生需求特点，通过政府购买等方式，加强居民健康教育，提升居民健康意识，有效促进其对基本公共卫生服务的参与意愿。

基本公共卫生服务均等化强调充分尊重全体社会成员的自由选择权和需求偏好表达权，实现政府与市场、社会的合作。湖北省实现基本公共卫生服务均等化要在建立城乡居民需求表达和满意度评价机制上，充分了解居民公共卫生需求，结合湖北各地经济发展水平，制定适宜的基本公共卫生服务包，并通过管理制度、财务制度、人事制度、绩效考核制度等方面的创新，有效地促进基本公共卫生服务均等化，最终实现人口全覆盖、服务全方位、社会全响应。

附　　录

农村居民基本公共卫生服务情况调查表

表 A　居民基本情况调查表

A1. 您的户籍属于
（1）城镇　　　　　（2）农村

A2. 您的性别是
（1）男　　　　　　（2）女

A3. 您的年龄是
（1）25 岁以下　　　（2）26—35 岁　　　（3）36—45 岁
（4）46—55 岁　　　（5）56—65 岁　　　（6）65 岁以上

A4. 您的教育程度是
（1）小学及以下　　　（2）初中　　　　　（3）高中/中专
（4）大专及以上

A5. 您的工作情况
（1）在业　　　　　　（2）在校学生　　　（3）待业
（4）离退休

A6. 您所从事的职业是
（1）机关及事业单位　（2）企业职工　　　（3）务农
（4）退休在家　　　　（5）其他

A7. 您家有多少人？全家年均纯收入为
（1）5000 元以下　　（2）5000—10000 元　（3）1 万—3 万元
（4）3 万元以上

A8. 您家离最近的医疗机构有多远？

　　（1）不足 1 公里　　　（2）1—3 公里　　　（3）3—5 公里

　　（4）5 公里以上

A9. 您到最近的医疗机构需要多久？如能写出具体时间请在右边画线处
　　填写

　　（1）15 分钟以下　　（2）15—30 分钟　　（3）30—60 分钟

　　（4）一个小时以上

A10. 您是否进行适当体育锻炼？

　　（1）每周 3 次以上　　（2）每周 1—2 次　　（3）偶尔运动

　　（4）几乎不运动

A11. 您多久进行一次健康体检？

　　（1）每半年一次　　　（2）每年一次　　　（3）偶尔做一次体检

　　（4）从来不做

A12. 您对居民基本公共卫生服务了解吗？

　　（1）没听过　　　　　（2）听过但不了解　　（3）了解一些

　　（4）很清楚

A13. 以下 11 项基本公共卫生服务您了解哪几项？（多选）

　　（1）城乡居民健康档案管理　　（2）健康教育

　　（3）预防接种　　　　　　　　（4）0—6 岁儿童健康管理

　　（5）孕产妇健康管理　　　　　（6）老年人健康管理

　　（7）高血压患者健康管理　　　（8）Ⅱ型糖尿病患者健康管理

　　（9）卫生监督协管　　　　　　（10）重型精神疾病患者管理

　　（11）传染病及突发公共卫生事件报告和处理

A14. 以上 11 项基本公共卫生服务中，您希望更加关注并希望加强的是

　　（1）城乡居民健康档案管理　　（2）健康教育

　　（3）预防接种　　　　　　　　（4）0—6 岁儿童健康管理

　　（5）孕产妇健康管理　　　　　（6）老年人健康管理

　　（7）高血压患者健康管理　　　（8）Ⅱ型糖尿病患者健康管理

　　（9）卫生监督协管　　　　　　（10）重型精神疾病患者管理

　　（11）传染病及突发公共卫生事件报告和处理

A15. 您是从哪些地方了解居民基本公共卫生服务的？

　　（1）健康宣传材料　　（2）社区卫生服务宣传栏

（3）健康讲座　　　　（4）电视及其他媒体

（5）邻居及他人介绍

A16. 您是否有慢性病困扰？

（1）有（请回答表 B 后接着回答表 C，并选择性地回答表 D、E）

（2）没有（请回答完表 B 后跳过表 C，并选择性回答表 D、E）

表 B　居民健康档案管理情况调查表

B1. 您对居民健康档案了解吗？

（1）没有听过　　　（2）听过但不了解　　（3）了解一些

（4）很清楚

B2. 您是否已经建立了居民健康档案？

（1）没有（若没建立请回答 B2 - 1 至 B2 - 3，表 B 后面的题不需要回答跳至后面的表）

（2）建立了（若已建立请跳过 B2 - 1 至 B2 - 3　回答 B3）

B2 - 1. 导致您没有建立健康档案的原因是

（1）不了解　　　（2）建立过程太复杂　　（3）觉得没有多大意义

（4）其他

B2 - 2. 建立健康档案，您觉得以下哪些内容应该包括？（多选）

（1）个人基本信息　（2）健康体检　　　　（3）医疗卫生服务记录

（4）重点人群健康记录（如儿童、孕产妇、老年人、慢性病和重型精神病患者及其他）

B2 - 3. 如果您有建立健康档案的想法，您希望健康档案是什么样？

（1）建立过程简单　　　　（2）没有户籍区别，能覆盖所有人

（3）能长期实行并真正起到作用　（4）健康档案信息保密性较好

（5）其他（请注明）

B3. 您建立健康档案的原因

（1）当地卫生部门统一要求　　（2）别人建立了，所以也跟着建立

（3）真正了解健康档案并且认为它很有意义　（4）其他

B4. 您是在哪个医疗机构建立的健康档案？

（1）乡镇卫生院　　（2）村卫生室　　　（3）社区卫生服务中心

（4）县级医疗机构

B5. 您的健康档案已经归入电子健康档案信息系统了吗？

（1）不知道　　　　（2）没有　　　　　　（3）已经规范化电子建档

下面我们希望了解您建档医疗机构的基本环境，请您继续作答。

B6-1. 您对负责建档乡镇卫生院或村卫生室的基本环境满意吗？

（1）非常不满意　　（2）不满意　　　　　（3）一般

（4）比较满意　　　（5）非常满意

B6-2. 您对乡镇卫生院或村卫生室的设备、设施满意吗？

（1）非常不满意　　（2）不满意　　　　　（3）一般

（4）比较满意　　　（5）非常满意

B6-3. 您对建档的乡镇卫生院或村卫生室的布局满意吗？

（1）非常不满意　　（2）不满意　　　　　（3）一般

（4）比较满意　　　（5）非常满意

下面我们希望了解您对健康档案流程的评价，请继续作答。

B7-1. 您对健康档案建档流程满意吗？

（1）非常不满意　　（2）不满意　　　　　（3）一般

（4）比较满意　　　（5）非常满意

B7-2. 医疗机构在建立健康档案是否对重点人群进行了健康记录？（重点人群包括0—6岁儿童、孕产妇、老年人、慢性病和重型精神疾病患者等）

（1）没有　　　　　（2）有

B7-3. 您对乡镇卫生院或村卫生室及时汇总、更新健康档案是否满意？

（1）非常不满意　　（2）不满意　　　　　（3）一般

（4）比较满意　　　（5）非常满意

B7-4. 您对乡镇卫生院或村卫生室在健康档案方面的保密性的工作是否满意？

（1）非常不满意　　（2）不满意　　　　　（3）一般

（4）比较满意　　　（5）非常满意

下面我们希望了解您对乡镇卫生院或村卫生室建立健康档案时的服务态度进行评价，请继续作答。

B8-1. 您对医生的服务态度是否满意？

（1）非常不满意　　（2）不满意　　　　　（3）一般

（4）比较满意　　　（5）非常满意

B8-2. 您对医生在为你建立健康档案以及更新健康档案信息时的耐心是否满意?

    (1) 非常不满意　　　(2) 不满意　　　　　　(3) 一般

    (4) 比较满意　　　　(5) 非常满意

B8-3. 您对医生对隐私的尊重与保护是否满意?

    (1) 非常不满意　　　(2) 不满意　　　　　　(3) 一般

    (4) 比较满意　　　　(5) 非常满意

    下面我们希望了解健康档案的服务效果,请您继续作答。

B9-1. 您觉得健康档案的建立对医疗服务及治愈效果帮助大吗?

    (1) 没有影响　　　　(2) 一般　　　　　　　(3) 比较大

    (4) 非常大

B9-2. 接受完健康档案服务后,您向其他人推荐过这项服务吗?

    (1) 有　　　　　　　(2) 没有

表 C　慢性病患者情况调查表

C1. 经医生诊断,您所患慢性疾病为:

    (1) 高血压 (一级高血压)　　　(2) 糖尿病

    (3) 气管炎　　　　　　　　　　(4) 其他

C2. 您对乡镇卫生院或村卫生室的基本环境满意吗?

    (1) 非常不满意　　　(2) 不满意　　　　　　(3) 一般

    (4) 比较满意　　　　(5) 非常满意

C3-1. 过去一年内,您大约接受过几次面对面随访服务?

    (1) 4 次以下　　　　(2) 4 次　　　　　　　(3) 4 次以上

    (4) 没有接受过

C3-2. 乡镇卫生院或村卫生室在每次提供服务后是否将相关信息记入患者健康档案?

    (1) 没有　　　　　　(2) 有

C3-3. 您对慢性病健康管理服务流程是否满意?

    (1) 非常不满意　　　(2) 不满意　　　　　　(3) 一般

    (4) 比较满意　　　　(5) 非常满意

C4-1. 您对医生的服务态度是否满意?

    (1) 非常不满意　　　(2) 不满意　　　　　　(3) 一般

　　　（4）比较满意　　　（5）非常满意

C4 - 2. 您对医生的专业技术水平是否满意？

　　　（1）非常不满意　　（2）不满意　　　　　（3）一般

　　　（4）比较满意　　　（5）非常满意

C5 - 1. 慢性病健康管理服务对您的康复与治愈效果大吗？

　　　（1）没有影响　　　（2）一般　　　　　　（3）比较大

　　　（4）非常大

C5 - 2. 您有没有主动向家人、朋友宣传健康知识，防止他们患上慢性病？

　　　（1）有　　　　　　（2）没有

表 D　孕产妇调查表

D1. 您对开展孕产妇健康管理的乡镇卫生院和村卫生室的基本设备和条件
　　满意吗？

　　　（1）非常不满意　　（2）不满意　　　　　（3）一般

　　　（4）比较满意　　　（5）非常满意

D2 - 1. 乡镇卫生院和村卫生室在第一次产前检查时是否为您建立《孕产
　　　妇保健手册》呢？

　　　（1）没有　　　　　（2）有

D2 - 2. 乡镇卫生院或村卫生室在产前为您进行了几次检查？

　　　（1）没有进行过　　（2）1 次　　　　　　（3）2—5 次

　　　（4）5 次以上

D2 - 3. 乡镇卫生院或村卫生室在您产后为您进行过哪些服务？（多选）

　　　（1）产后访视　　　（2）健康检查　　　　（3）新生儿访视

　　　（4）健康指导

D3 - 1. 当您咨询母婴保健知识时，您对产检人员的耐心满意吗？

　　　（1）非常不满意　　（2）不满意　　　　　（3）一般

　　　（4）比较满意　　　（5）非常满意

D3 - 2. 您对为您服务的医生的孕产妇保健专业技术水平满意吗？

　　　（1）非常不满意　　（2）不满意　　　　　（3）一般

　　　（4）比较满意　　　（5）非常满意

D4. 您对您所接受的孕产妇保健服务满意吗？

　　　（1）非常不满意　　（2）不满意　　　　　（3）一般

（4）比较满意　　　（5）非常满意

表 E　0—6 岁儿童健康管理服务调查表

E1. 您对开展儿童健康管理的乡镇卫生院、村卫生室的基本设备和条件满意吗？

（1）非常不满意　　（2）不满意　　　　（3）一般

（4）比较满意　　　（5）非常满意

E2 – 1. 在小孩接种疫苗时，医生是否告知您下次接种疫苗的时间及相关信息？

（1）没有　　　　　（2）有

E2 – 2. 乡镇卫生院或者村卫生室是否为 4—6 岁儿童提供每年一次的健康管理服务呢？

（1）没有　　　　　（2）有

E2 – 3. 医生在每次服务后是否及时记录相关信息，并纳入儿童健康档案呢？

（1）从来没有　　　（2）偶尔　　　　　（3）基本上都会

（4）每次都会

E3 – 1. 您对开展儿童健康管理服务工作人员的服务态度满意吗？

（1）非常不满意　　（2）不满意　　　　（3）一般

（4）比较满意　　　（5）非常满意

E3 – 2. 您对开展儿童健康管理服务的儿童保健专业技术水平满意吗？

（1）非常不满意　　（2）不满意　　　　（3）一般

（4）比较满意　　　（5）非常满意

E4 – 1. 您对医生在对儿童健康管理中发现健康问题时的处理效果满意吗？（健康问题如营养不良、贫血、单纯性肥胖、口腔发育异常等）

（1）非常不满意　　（2）不满意　　　　（3）一般

（4）比较满意　　　（5）非常满意

E4 – 2. 总体来说，您觉得 0—6 岁儿童健康管理服务怎么样？

（1）没影响　　　　（2）效果不明显　　（3）效果一般

（4）效果很好

表 F　老年人健康管理服务调查表

F1. 您对开展老年人健康管理服务的乡镇卫生院和村卫生室的基本设备和

条件满意吗?

（1）非常不满意　　　（2）不满意　　　　　　（3）一般

（4）比较满意　　　（5）非常满意

F2-1. 乡镇卫生院或者村卫生室每年为您提供一次健康管理服务吗?

（1）没有　　　　　　（2）有

F2-2. 以下几项健康管理服务您进行过哪几项?（多选）

（1）健康状况评估　（2）体格检查　（3）辅助检查　（4）健康指导

F2-3. 每次健康检查后,工作人员将您的相关信息记入健康档案吗?

（1）没有　　　　　　（2）有

F2-4. 接受完健康管理服务后,您对整个健康管理服务流程满意吗?

（1）非常不满意　　（2）不满意　　　（3）一般　　　　（4）比较满意

（5）非常满意

F3-1. 您对医生为您提供健康服务、健康指导的积极性和耐心怎么评价?

（1）差　　　　　　　（2）一般　　　（3）较好　　　（4）很好

F3-2. 您对医生为您提供健康服务的专业技术水平怎么评价呢?

（1）不好　　　　　　（2）一般　　　（3）较好　　　（4）很满意

F4-1. 您觉得进行健康服务以后,对自己的日常生活保健有没有帮助、

有没有用?

（1）有　　　　　　　（2）没有　　　（3）说不清

F4-2. 接受完健康服务后,您考虑过向您身边的老人推荐吗?

（1）没考虑过　　　（2）服务效果不好不想向别人推荐

（3）服务效果好并推荐过

湖北省基本公共卫生服务项目补助资金管理办法

第一章 总 则

第一条 为贯彻落实医改意见和实施方案精神，规范国家基本公共卫生服务项目补助资金（以下简称补助资金）分配和使用管理，提高资金使用效益，根据《财政部卫生部关于印发基本公共卫生服务项目补助资金管理办法的通知》（财社〔2011〕311号）和省卫生厅、省财政厅、省人口和计划生育委员会《湖北省关于促进基本公共卫生服务逐步均等化的意见》（鄂卫发〔2009〕67号）等有关规定，制定本办法。

第二条 本办法所称补助资金是指各级财政安排的，专项用于基层医疗卫生机构按规定为城乡居民免费提供基本公共卫生服务的补助资金。

第三条 基本公共卫生服务实行项目管理，其补助资金按照专款专用、绩效考核的原则管理。

第二章 资金筹集与拨付

第四条 各级财政要努力调整支出结构，增加投入，建立健全稳定的基本公共卫生服务经费保障机制，确保基层医疗卫生机构按规定免费为城乡居民提供基本公共卫生服务。县（市、区）级财政部门承担基本公共卫生服务补助资金安排、拨付及管理的主体责任。各级财政对基本公共卫生服务项目资金分担比例，按中央和省政府的规定执行。

第五条 中央财政通过专项转移支付对地方开展基本公共卫生服务予以补助。省级和县（市、区）财政在编制年度预算时要按照分级负担比例、本地常住人口和经费标准足额安排补助资金预算。各地财政可根据本地基本公共卫生服务需求和财政承受能力，适当增加服务项目内容，提高经费补助标准。

第六条 中央财政和省级财政补助资金按照"当年预拨、次年结算"的办法下达。当年按常住人口、人均经费标准预拨补助资金，次年根据基本公共卫生服务项目绩效考核情况结算。

第七条 县（市、区）级财政、卫生部门按照《湖北省基本公共卫生服务项目考核办法（试行）》规定，对辖区内承担基本公共卫生服务的基层医疗卫生机构进行全面绩效考核的基础上，统筹使用各级财政专项补助资金，核定各基层医疗卫生机构的具体补助金额。

第八条　各地对村卫生室主要通过政府购买服务的方式进行合理补助。卫生部门在核定村卫生室承担公共卫生服务项目和服务人口数量的能力的基础上，安排一定比例的基本公共卫生服务工作量由村卫生室承担，并在考核的基础上落实相应补助经费。

第九条　县（市、区）级财政按照预拨和结算相结合的办法拨付补助资金。有条件的地区，补助资金由县（市、区）级财政部门通过国库支付方式直接拨付到承担基本公共卫生服务任务的基层医疗卫生机构。

第三章　资金管理与使用

第十条　县（市、区）级卫生部门应会同财政局确定提供基本公共卫生服务项目的基层医疗卫生机构（包括社会力量举办的基层医疗卫生机构），并按照有关规定进行监督管理和绩效考核。县（市、区）级卫生、财政部门要加强对基层医疗机构的绩效考核，并通过适当的方式向社会公开绩效考核结果，接受社会监督。有条件的地方，可通过招投标方式依托有资质的中介机构开展绩效考核工作。

对经考核达不到规范要求的基层医疗卫生机构要按有关规定取消提供基本公共卫生服务项目的资格。

第十一条　基层医疗卫生机构要按照有关规定为城乡居民提供基本公共卫生服务，并认真执行基层医疗卫生机构财务会计制度，加强资金管理。对于按规定免费提供的基本公共卫生服务项目，不得以任何方式向城乡居民收费。

第十二条　基层医疗卫生机构要按规定使用补助资金，根据基本公共卫生服务成本补偿参考标准，将补助资金用于相关的人员支出以及开展基本公共卫生服务所需必要的耗材等公用经费支出。

第十三条　补助资金用于基层医疗卫生机构为城乡居民提供政府统一规定的基本公共卫生服务项目范围内的各项服务，任何单位和个人不得以任何形式截留、挤占和挪用。不得将补助资金用于基层医疗卫生机构的基础设施建设、设备配备和人员培训等其他支出。

第四章　资金监督

第十四条　各级财政、卫生部门要加强对基本公共卫生服务项目补助资金的进行监督和检查。对截留、挤占和挪用补助资金的，要按照《财政违法行为处罚处分条例》（国务院令第 427 号）等有关法律法规严肃处理；对虚报、瞒报有关情况骗取上级补助资金的，除责令其立即纠正外，要相应核减上级补助资金，并按规定追究有关单位和人员责任。

第十五条　各级财政、卫生部门要及时将本地区补助资金分配使用情况上报上级财政、卫生部门。

第五章　附　则

第十六条　各县（市、区）财政、卫生部门要根据本办法，结合本地实际，制定本地区基本公共卫生服务专项补助资金的具体管理办法。

第十七条　本办法自印发之日起执行，由省财政厅商卫生厅负责解释。

湖北省卫生资源配置标准（2011—2015 年）

（湖北省卫生和计划生育委员会 2012 年 9 月 5 日）

第一章 总 则

第一条 政策依据

根据《中共中央 国务院关于深化医药卫生体制改革的意见》、《国务院关于印发〈医药卫生体制改革近期重点实施方案（2009—2011 年）〉的通知》和《中共湖北省委 湖北省人民政府关于印发〈湖北省深化医药卫生体制改革实施方案〉的通知》，为了进一步推进卫生管理体制改革，加强卫生资源配置的宏观管理，特制订《湖北省卫生资源配置标准（2011—2015 年）》（以下简称《标准》）。

第二条 指导思想

以科学发展观为指导，坚持预防为主、以农村为重点、中西医并重的方针，从湖北实际出发，借鉴国内先进经验，科学制定卫生资源配置标准，实施区域卫生规划和医疗机构设置规划，加强卫生行业管理，充分利用和优化配置医疗卫生资源，促进全省卫生事业科学发展。

第三条 基本原则

（一）坚持公平与效率统一，政府主导与发挥市场机制作用相结合。强化政府在卫生资源配置与准入方面的规划和监管职责，维护公共医疗卫生的公益性，促进公平公正。同时，注重发挥市场机制的作用，鼓励民营资本举办医疗卫生事业，促进有序竞争，满足人民群众多层次、多样化的医疗卫生需求。

（二）坚持实施属地化与全行业管理。所有医疗卫生机构，不论所有制、投资主体、隶属关系和经营性质，均由所在地卫生行政部门实行统一规划、统一准入、统一监管。

（三）坚持统筹规划与区别发展。从全局出发，按照控制总量、盘活存量、优化结构的要求，统筹规划全省医疗卫生资源配置。同时，对城乡之间、区域之间实施不同的配置政策，新增卫生资源重点投向农村和社区卫生等薄弱环节。

（四）坚持以人为本，科学发展。卫生资源配置着眼于实现人人享有基本医疗卫生服务的目标，加快发展步伐，超过全国平均水平，在中部地区领先。同时，对不符合规划要求的医疗机构逐步整合，严格控制大型医用设备配置，鼓励共建共享，提高医疗卫生资源利用效率。

第四条　卫生资源的界定

根据提供医疗卫生服务的构成要素，卫生资源包括机构、床位、人力、设备、经费和科研技术等。

（一）卫生机构：包括医院、乡镇卫生院、社区卫生服务中心（站）、疗养院、护理院（站）、门诊部、诊所（医务室、卫生所）、村卫生室、专科疾病防治院（所、站）、妇幼保健院（所、站）、临床检验中心、疾病预防控制中心、卫生监督局（所）和其他卫生机构。

（二）医院病床：指各级各类医疗机构设置的正规床、简易床、监护床、超过半年加床、正在消毒和修理床位、因扩建或大修而停用床位。不包括产科新生儿床、接产室待产床、库存床、观察床、临时加床和病人家属陪侍床。门诊部（所）、专科防治院（所）不得设病床，可设少量观察床。

（三）卫生人力：包括卫生技术人员（含执业医师、执业助理医师、注册护士、药师、检验及影像技师等）、其他技术人员、管理人员、工勤技能人员。

（四）医疗设备：指医疗卫生机构开展日常业务工作所必需的常规医用设备和大型医用设备。

（五）卫生经费：指各级政府财政预算安排的卫生事业经费和卫生基本建设投资，以及医疗卫生机构的各种业务收入。

（六）科研技术：指医疗卫生机构的科学研究、医疗技术、重点学科等。

第五条　适用范围

本《标准》是指导各地制定区域卫生规划和医疗机构设置规划，监督和评价各地卫生事业发展的重要依据。适用于全省各级各类医疗卫生机构。

第六条　适用期限

本《标准》适用期限为：2011—2015 年。

第二章　卫生机构设置标准

第七条　总体要求

（一）应考虑区域范围、人口密度、健康水平、疾病谱分布等因素，结合当地经济社会发展状况和趋势，按照各自的功能，设置各类卫生机构，形成规模适宜、分工明确、定位准确、各司其职、功能互补的卫生服务体系。

（二）根据实际需要，充分体现卫生服务的公平性、可及性和效率效益原则。在结构和布局上突出预防保健、社区卫生、农村卫生、中西医并重的战略重点，保持适度规模，避免重复设置。

（三）积极稳妥地把部分公立医院转制为民营医疗机构，鼓励民营资本举办非营利性医疗机构，积极发挥民营医疗机构在资金、设备、管理等方面的优势，营造区域内不同所有制医疗机构协调合作、良性竞争的格局。

（四）加强卫生机构内涵建设，重点提高和改进现有卫生机构的基础设施和技术装备水平，提高服务质量和效率。

第八条　医院设置

医院主要由综合医院、中医医院（包括中西医结合医院、民族医医院）、专科医院组成。其发展重点是提高服务能力、辐射能力和疑难病的诊治能力，适度控制规模。

（一）综合医院。到2015年，全省规划设置政府举办的三级综合医院60—70家。一般县（市、区）设1所政府举办的二级综合医院，人口超过80万的县（市、区）可设2所。原则上不再在各市（州）中心城区增设政府举办的综合医院。三级综合医院主要承担辖区内疑难病症的诊断治疗和医学科研、教学工作；二级综合医院承担基本医疗、急救、保健及基层卫生技术培训等工作。

（二）中医医院：省和市（州）设政府举办的三级中医医院1所（武汉市可设2所）；以农业人口为主的市辖区和县（市）设政府举办的二级中医（民族医、中西医结合）医院1所。

（三）专科医院：各地可根据当地疾病谱等，设置一定数量的专科医院，具体数量由各市（州）确定。到2015年，全省规划设置三级专科医院50—60家。

鼓励社会资本投资兴办民营医疗机构，特别支持举办500张床位以上大型综合性民营医院和 100 张床位以上的专科医院。民营医疗机构设置数量由各市（州）确定。

加快发展中间性医疗服务。大力发展医院内康复医学科、社区康复、家庭病床、护理院、护理站、老年病和慢性病医院。

第九条　基层医疗卫生机构设置

（一）社区卫生服务机构

社区卫生服务机构设置以社区卫生服务中心为主体、社区卫生服务站为补充，坚持以政府主导为主、以调整现有卫生资源为主。

社区卫生服务中心：设区的市原则上按每个街道办事处范围或覆盖 3 万—10 万居住人口设置 1 所社区卫生服务中心。人口规模大于 10 万的街道办事处，可增设社区卫生服务中心；人口规模小于 3 万人口的街道办事处，其社区卫生服务中心的设置由市级卫生行政部门确定。县级市原则上按每个街道办事处设置 1 所社区卫生服务中心，人口规模小于 3 万人口的街道办事处不设置社区卫生服务中心。县政府所在地的城关镇原则上只设置 1 所社区卫生服务中心，人口规模大于 10 万的可增设 1 所社区卫生服务中心。

社区卫生服务站：按 0.5 万—1 万人口设置 1 所社区卫生服务站，社区卫生服务站的个数原则上不超过社区卫生服务中心数的 4—6 倍，社区卫生服务中心和站的服务人口不重叠。

社区卫生服务机构的主要功能：以社区、家庭和居民为服务对象，以社区内妇女、儿童、老年人、慢性病人、残疾人、贫困居民等为重点，开展健康教育、预防、保健、康复、计划生育服务和一般常见病、多发病的诊疗服务。

（二）乡镇卫生院

每个建制乡镇必须设置 1 所政府办的乡镇卫生院。

乡镇卫生院的主要功能：承担基本医疗、预防保健、计划生育技术服务指导、健康教育和卫生行政部门委托的行政监督执法等综合性卫生工作，并对村卫生室进行业务管理、技术指导和人员培训，推行"乡村一体化"管理模式。

（三）村卫生室

每个行政村原则上设 1 个卫生室。居民居住分散，步行 1 小时才能到达村卫生室的自然村，或 3000 人口以上的行政村，可增设 1 个卫生室。

人口较少或交通便利的村，可联合设置村卫生室。乡镇卫生院所在的行政村不再设村卫生室。

村卫生室的主要功能：承担农村基本医疗、预防、保健、健康教育等工作。为村组群众提供预防保健服务和常见病、多发病的初级诊治和传染病的报告及转诊工作。

第十条　公共卫生机构设置

（一）疾病预防控制中心

省、市州、县各设置1所疾病预防控制中心。市辖区可设置疾病预防控制中心，也可不设置疾病预防控制中心，其功能由市（州）疾病预防控制中心承担。乡镇卫生院、村卫生室和社区卫生服务机构组成疾病预防控制的基层网络。

疾病预防控制中心的主要功能：负责疾病预防与控制、突发公共卫生事件的应急处置、疫情报告及健康相关因素信息管理、健康危害因素监测与控制、实验室检测分析与评价、健康教育与健康促进、技术管理与应用研究指导等工作。

（二）卫生监督执法机构

省、市州、县（市、区）各设置1所卫生监督局。县（市、区）以下组建卫生监督派出机构。

卫生监督执法机构的主要功能：依法监督管理餐饮消费安全、化妆品、消毒产品、生活饮用水及涉及饮用水卫生安全产品；依法监督管理公共场所、职业、放射、学校卫生等工作；依法监督传染病防治工作；依法监督医疗机构和采供血机构及其执业人员的执业活动，整顿和规范医疗服务市场，打击非法行医和非法采供血行为；承担法律法规规定的其他职责。

（三）妇幼保健机构

省、市（州）、县各设置妇幼保健机构1所。除武汉市外，其他市（州）所在地原则上不设区级妇幼保健机构（8个参照县级管理的农村区已设置妇幼保健机构的，予以保留），其功能由市（州）妇幼保健机构承担。

妇幼保健机构的主要功能：提供妇女保健、儿童保健、健康教育等公共卫生服务，以及与妇女儿童健康密切相关的基本医疗服务，开展妇幼保健技术培训、业务指导、检查考核、健康教育、信息管理、科学研究、适宜技术推广、教学等工作。

（四）医疗紧急救援机构

全省以湖北省医疗紧急救援中心（简称急救中心）为龙头，以市（州）、县（市）级急救中心为主干，以各级医疗机构急诊科为支撑，建成比较完善的三级急救网络。

省级急救中心设在华中科技大学同济医学院附属协和医院。各市（州）设 1 所市（州）级急救中心，根据区域地理位置，在急救中心下可设若干基层急救站；各个县（市）设 1 所县级急救中心，县级急救中心可独立设置或在县（市）级医院附设。

医疗紧急救援中心的主要功能：负责市区内日常院前急救或指挥调度辖区内的院前急救工作；发生突发公共卫生事件时，指挥调度辖区内医疗急救资源，开展紧急救援；对市区内急救站、医院急诊科以及辖区各县市进行业务技术培训。

（五）采供血机构

全省设血站 16 所。武汉市设 1 所血液中心，每个市（州）设 1 所中心血站，天门、潜江、仙桃参照中心血站设置标准各设 1 所血站。血液中心或中心血站可根据区域内供血需要和地理位置，在供血区域内部分县（市）设分支机构。根据原料血浆需求、疾病流行情况、供血浆能力等，在郧县、监利、武穴、罗田、恩施、云梦、松滋等县（市）设置单采血浆站。

血液中心或中心血站的主要功能：开展无偿献血的招募、血液的采集与制备、临床用血供应以及医疗用血的业务指导等。单采血浆站的主要功能：采集供应血液制品生产用原料血浆。

（六）精神卫生机构

省、市（州）、县（市）和以农业人口为主的区，各设置 1 所精神卫生中心，每个市（州）可确定 1 所综合医院设置精神专科。在各市（州）、县（市、区）精神专科床位总量控制范围内，鼓励民营资本举办精神病专科医院，但每个精神病医院病床规模不得少于 50 张。

精神卫生机构的主要功能：承担本辖区精神疾病急性住院治疗和科研教学，精神疾病监测、预防、治疗、培训、康复，开展精神卫生咨询，加强精神卫生知识宣传教育，对精神卫生防治工作进行监督、检查、评估和技术指导。

（七）临床检验中心

根据临床检验工作需要，设置 1 所省级临床检验中心，各市（州）可独立或挂靠综合医院设置 1 所临床检验中心，县级原则上不设临床检验中心。

（八）其他专业防治机构

各市（州）应设置 1 所传染病专科医院，县（市、区）应在综合医院或中医院内设置传染病区。

武汉、十堰、孝感、黄冈、荆州、恩施各设置 1 所麻风病防治中心。

各市（州）可依据本地防病工作实际需要，设立从事疾病预防控制工作的结核病、血吸虫病、职业病、肿瘤、口腔疾病和慢性非传染性疾病专科防治机构。县级原则上不设置专科防治机构，现有专科防治机构归口到疾病预防控制中心进行统一管理或与其他机构合并。

第三章　病床配置标准

第十一条　总体要求

病床设置要满足基本医疗需求，适应不同病种、不同病情需要，有利于病人合理流向，有利于充分利用卫生资源，有利于节省病人医药费开支和方便病人，有利于医学技术的发展和为科研与教学提供良好的条件。

第十二条　配置总量

根据各地近几年病床变动情况，结合未来人口变动和居民潜在医疗需求，到 2015 年，各市（州）的病床配置标准如下（见表一）：

表一　　　　　　　各市州病床配置标准（2015 年年末）

市　州	床位总数	千人口病床
全省	253220—284260	4.0—4.5
武汉市	59900—64200	7.0—7.5
黄石市	11000—12400	4.2—4.7
十堰市	15000—17000	4.2—4.7
宜昌市	17400—19500	4.2—4.7
襄樊市	24000—27000	4.0—4.5
鄂州市	4400—5000	4.0—4.5
荆门市	12300—13800	4.0—4.5
恩施州	16200—18200	4.0—4.5
神农架林区	320—360	4.0—4.5

市　州	床位总数	千人口病床
荆州市	23200—26500	3.5—4.0
咸宁市	10300—11800	3.5—4.0
黄冈市	22000—26000	3.0—3.5
随州市	7800—9000	3.0—3.5
孝感市	16000—18000	3.0—3.5
仙桃市	4800—5600	3.0—3.5
潜江市	3600—4100	3.0—3.5
天门市	5000—5800	3.0—3.5

省对各市（州）的病床实行总量控制。在总量控制范围内，各市（州）对病床在县（市）之间、综合医院与专科医院之间、公立医院与民营医院之间的配置比例，应根据区域内疾病谱的变化和按照加强农村、加强基本医疗服务的原则合理安排。

第十三条　各类医疗机构病床的具体配置标准

（一）城市内综合医院、中医院、专科医院床位配置应根据其地理位置、服务人口、床位利用率、平均住院天数、床护比、医护比等因素进行综合核定，原则上核定病床后的床位利用率不低于90%，平均住院天数不超过全省同类医院平均数，床均建筑面积和卫生技术人员配置要达到相关要求。

（二）县级综合医院床位配置原则上按服务人口进行核定：100—150张/10万人以下；200—300张/10万—30万人；300—500张/30万—50万人；400—600张/50万—80万人；500—800张/80万—100万人；800—1000张/100万人口以上。县级中医院根据现有床位及利用率等综合因素设置床位，但最低不少于100张。

（三）乡镇卫生院：乡镇卫生院床位规模应根据其服务人口数量、当地经济发展水平、服务半径、地理位置、交通条件等因素，按照乡镇卫生院的类型、基本任务和功能合理确定。每千服务人口宜设0.6—1.2张（服务人口一般卫生院按乡镇常住人口加暂住人口；中心卫生院在此基础上，加上辐射乡镇人口的1/3）。乡镇卫生院床位规模宜控制在100床以内。

（四）社区卫生服务中心：按每千服务人口（指户籍人口）0.3—0.6张床位，设置以护理康复和慢性病治疗康复为主要功能的病床，一般不超过 50 张。社区卫生服务站至少设日间观察床 1 张，不设病床。

第十四条　每床占用面积

综合医院每床占用建筑面积：100—300 张床位的，80 平方米/床；400—500 张床位的，83 平方米/床；600—700 张床位的，86 平方米/床；800—900 张床位的，88 平方米/床；1000 张床位以上的，90 平方米/床。大型设备用房、制剂室和科研、教学、公共卫生用房等按《综合医院建设标准》另计。

中医院每床占用建筑面积：200 张床以下，69—75 平方米/床；200—400 张床的，75—84 平方米/床；500 张床以上的，84—87 平方米/床。大型设备用房、中医制剂室、中医传统疗法中心和科研、教学、公共卫生用房等按《中医院建设标准》另计。

乡镇卫生院、社区卫生服务中心、专科医院等，每床占用面积参照国家相关标准执行。

第四章　卫生人力配置标准

第十五条　总体要求

保证卫生人力总量与结构科学合理，满足医疗卫生机构正常工作开展，适应居民不同层次的医疗卫生需求，提高工作效率，促进医学技术的发展。

第十六条　配置总量

根据各地近几年医师变动情况，结合未来人口变化和居民潜在医疗需求，到 2015 年，各市（州）的医师（含执业医师和执业助理医师）配置标准如下（见表二）：

表二　　　　　　　　各市州医师配置标准（2015 年年末）

市　　州	医师总数	千人口医师
全省合计	121850—134970	1.95—2.15
武汉市	27800—30600	3.25—3.58
黄石市	5300—5800	2.00—2.20
十堰市	7200—7900	2.00—2.20
宜昌市	8300—9100	2.00—2.20

续表

市　州	医师总数	千人口医师
襄樊市	10800—11900	1.80—2.00
鄂州市	2000—2200	1.80—2.00
荆门市	5600—6100	1.80—2.00
恩施州	7300—8000	1.80—2.00
神农架	150—170	1.80—2.00
荆州市	10600—11900	1.60—1.80
咸宁市	4700—5300	1.60—1.80
黄冈市	12000—13500	1.60—1.80
孝感市	8600—9700	1.60—1.80
随州市	4200—4700	1.60—1.80
仙桃市	2600—2900	1.60—1.80
潜江市	2100—2300	1.60—1.80
天门市	2600—2900	1.60—1.80

省对各市（州）的医师配置实行总量指导。在总量范围内，各市（州）对医师在县（市）之间、综合医院与专科医院之间、公立医院与民营医院之间的配置比例，应根据区域内疾病谱的变化和按照加强农村、加强基本医疗服务的原则合理安排。

第十七条　医疗卫生机构的人员具体配置标准

以满足业务工作需要为原则，根据国家与省的相关标准，结合实际情况合理配置。

第五章　医用设备配置标准

第十八条　总体要求

医用设备配置要体现分级原则，满足不同层次医疗卫生机构需要；要体现功能原则，满足医疗卫生机构的功能需要；要体现适宜原则，满足当地居民卫生服务需要与需求，同时又考虑到经济承受能力；要体现资源共享原则，提高使用效益，避免卫生资源的浪费；要体现重要性原则，大型设备实行分级管理、严格审批，一般设备按国家相关标准自主配置。

第十九条　大型医用设备管理目录分为甲、乙两类，其配置标准严格遵照卫生部、国家发改委、财政部发布的《大型医用设备配置与使用管理办法》。

（一）甲类设备由卫生部管理并颁发配置许可证，包括：1. X线—正电子发射型电子计算机断层扫描仪（PET－CT，包括正电子发射型断层仪即PET）；2. 伽玛射线立体定位治疗系统（γ刀）；3. 医用电子回旋加速治疗系统（MM50）；4. 质子治疗系统；5. X线立体定向放射治疗系统（CyberKnife）；6. 断层放射治疗系统（Tomo Therapy）；7. 306道脑磁图；8. 内窥镜手术器械控制系统（da VniciS）；9. 其他未列入管理品目、区域内首次配置的单价在500万元以上的医用设备。

（二）乙类设备由卫生部实行总量控制，包括：1. X线电子计算机断层扫描装置（CT）；2. 医用磁共振成像设备（MRI）；3. 800毫安以上数字减影血管造影X线机（DSA）；4. 单光子发射型电子计算机断层扫描仪（SPECT）；5. 医用电子直线加速器（LA）。省卫生厅根据卫生部下达的总量分配各市（州）控制指标如下（见表三）：

表三　　　　　　2015年各市州大型医用设备配置标准（乙类）

市　州	CT	MRI	DSA	LA	SPECT
全省合计	479	182	145	130	48
部省直	36	24	34	32	12
武汉市	67	35	28	16	5
黄石市	24	7	4	4	2
十堰市	34	12	8	9	3
宜昌市	40	15	12	9	3
襄樊市	40	15	11	10	3
鄂州市	9	3	3	3	1
荆门市	24	7	5	6	2
孝感市	33	9	5	6	3
荆州市	39	15	9	7	3
黄冈市	36	10	6	9	2
咸宁市	27	7	4	4	2
随州市	15	4	3	3	2
恩施州	29	9	6	5	2
仙桃市	7	3	2	2	1
潜江市	7	3	3	3	1
天门市	9	3	2	2	1
神农架林区	3	1	0	0	0

第二十条　常规医用设备配置标准

参照《医疗机构基本标准（试行)》、《综合医院建设标准》、《疾病预防控制中心建设标准》、《妇幼保健院、所建设标准》、《城市社区卫生服务中心基本标准》、《城市社区卫生服务站基本标准》、《血站基本标准》、《医疗紧急救援中心建设标准》、《乡镇卫生院建设标准》和《中医医院建设标准》等。

第六章　临床重点专科设置标准

第二十一条　临床重点专科分省、市（州）两级配置。省级临床重点专科一般设于三级医院，市（州）级临床重点专科设于区域内二、三级医院。

到 2015 年，全省在综合医院建立省级临床重点专科 80 个，争创 10 个左右国家级临床重点专科；国家级中医重点专科达到 50 个、省级中医重点专科达到 80 个。各市（州）根据当地实际，在二、三级医院中建设一定数量的市级临床重点专科。全省形成以省级临床重点专科为龙头，市（州）级临床重点专科为主体，院级临床重点专科为基础的临床重点专科体系，进一步发挥特色医疗，不断提升全省临床医疗技术水平。

第七章　卫生经费配置标准

第二十二条　卫生经费安排要坚持优先发展和保证基本卫生服务，有利于促进实现健康的公平性，有利于卫生事业健康持续发展。

第二十三条　卫生事业是关系广大人民群众身体健康、家庭幸福和生活质量的重大民生问题。要建立和完善政府卫生投入机制，逐步提高政府卫生支出占卫生总费用的比重，使居民个人基本医疗卫生费用负担有效减轻。政府卫生投入增长幅度要高于经常性财政支出的增长幅度，使政府卫生投入占经常性财政支出的比重逐步提高。

第二十四条　各地卫生事业费补助政策和标准严格执行《财政部、国家发展和改革委员会、民政部、人力资源和社会保障部、卫生部关于完善政府卫生投入政策的意见》（财社〔2009〕66 号）和《省财政厅、省发展和改革委员会、省卫生厅、省人力资源和社会保障厅、省民政厅、省食品药品监督管理局关于完善政府卫生投入政策的实施意见》（鄂财社发〔2009〕129 号）。

第八章　附　则

第二十五条　各市（州）、直管市、林区应按本《标准》的规定，在当地政府的领导下，结合本地实际，制订区域卫生规划和医疗机构设置规划。各地区域卫生规划和医疗机构设置规划报经省卫生厅、省发展与改革委员会、省财政厅审核同意后，由当地政府发布和组织实施。各县（市、区）人民政府根据本《标准》，结合市（州）区域卫生规划，编制本辖区的区域卫生规划，并积极实施。

　　第二十六条　本《标准》由湖北省卫生厅、湖北省发展和改革委员会、湖北省财政厅共同负责解释。

湖北省医疗机构设置规划指导意见

（湖北省卫生和计划生育委员会 2012 年 9 月 5 日）

为了贯彻落实《中共中央　国务院关于深化医药卫生体制改革的意见》、国务院《医药卫生体制改革近期重点实施方案（2009—2011 年）》、《中共湖北省委　湖北省人民政府关于印发〈湖北省深化医药卫生体制改革实施方案〉的通知》，更好地指导全省医疗机构设置规划编制工作，促进医疗资源合理配置，根据卫生部《医疗机构设置规划指导原则》（征求意见稿），结合湖北省实际情况，现就医疗机构设置规划工作提出以下指导意见。

一　医疗机构设置的总体目标和基本原则

（一）总体目标

以人人享有基本医疗卫生服务为根本出发点和落脚点，落实统筹兼顾、协调发展的科学发展观，统筹规划全省各级各类医疗机构的设置数量、布局、床位规模和主要功能，构建布局合理、规模适度、结构优化、层次分明、功能完善、分工明确的医疗服务体系，打造湖北省在中部地区医疗中心的地位，建设一批区域性医疗中心，为群众提供安全、有效、方便、价廉的医疗服务。

（二）基本原则

1. 公有制主导原则。坚持非营利性医疗机构为主体、营利性医疗机构为补充，公立医疗机构为主导、非公立医疗机构共同发展的办医原则，鼓励和引导社会资本发展医疗机构，形成投资主体多元化、投资方式多样化的办医体制。

2. 公平性原则。医疗机构设置必须从当地的医疗供需实际出发，面向城乡，以基层为重点，保证全体居民尤其是广大农民都能公平、公正地享有基本医疗服务。

3. 整体效益原则。医疗机构设置应当符合当地区域卫生规划的要求，建立各级各类医疗机构相互协调和有序竞争的医疗服务体系，充分发挥医疗服务体系的整体功能和效益，避免发生以趋利为目的、争夺病人的无序甚至恶性竞争。

4. 可及性原则。各级各类医疗机构服务半径的规划、确定要适宜，做到交通便利，布局合理，方便群众就医。

5. 分级医疗原则。明确各级各类医疗机构的功能和职责，建立和完善分级医疗、双向转诊的医疗服务体系，做到常见病、多发病在基层医疗机构诊疗，危重急症和疑难病在城市医院诊疗。

6. 中西医并重原则。支持中医、中西医结合、民族医医疗机构的建设与发展，充分发挥中医药的特色优势。

7. 存量调整与增量优化相结合的原则。根据医疗服务需求，对区域内医疗机构、人员、床位、大型医用设备等存量资源进行重新规划、合理调整。同时，要优化新增医疗资源的结构和布局，重点向农村和社区倾斜。

8. 属地化与全行业管理原则。所有医疗机构，不论所有制、投资主体、隶属关系和经营性质，均由所在地卫生行政部门实行统一规划、统一准入、统一监管。

二　医疗机构设置的总体框架

医疗机构是按照《医疗机构管理条例》的规定，取得医疗机构执业许可证、从事疾病诊断治疗活动的机构。包括各级各类医院、妇幼保健院、社区卫生服务机构、乡镇卫生院、疗养院、门诊部、诊所、村卫生室、急救中心、临床检验中心、采供血机构、护理服务机构等。

（一）大力发展农村医疗服务体系，进一步健全以县级医院为龙头、乡镇卫生院和村卫生室为基础的农村医疗服务网络；完善以社区卫生服务为基础的新型城市医疗卫生服务体系，建立城市医院与社区卫生服务机构的分工协作机制。

（二）支持发展中间性医疗服务和设施（包括医院内康复医学科、社区康复、家庭病床、护理院、护理站、老年病和慢性病医疗机构等），充分发挥基层医疗机构的作用，合理分流病人。

（三）建立健全急救医疗业务体系。急救医疗业务体系应由急救中心、急救站和医院急诊科（室）组成，合理布局，缩短业务半径，形成急救业务网络。

（四）建立中医、中西医结合、民族医医疗机构服务体系。加强中医临床研究基地、中医医院和综合医院中医科建设，扶持中医药发展，促进中医药继承和创新。发挥中医药在疾病预防控制、应对突发公共卫生事件、医疗服务中的作用。

三　医疗机构设置规划的主要内容

医疗机构设置规划至少包括以下七个方面的内容：

（一）现状分析。参照全省卫生服务调查方案，开展本地区的医疗卫生服务调查，分析本地区居民医疗服务需求、利用和影响因素，以及医疗卫生资源和内外环境。

1. 社会经济发展概况分析。包括本区域人口数量、经济发展水平、地区生产总值、人均收入和支出水平等。

2. 医疗服务需求分析。包括年因伤病就诊人次、居民两周就诊率、居民住院率、年急诊人次、年住院人次、年手术人次、住院患者住院总天数等。

3. 医疗资源分析。包括现有各级各类医疗机构总数、分类、分级、总床位与分级床位数、利用状况、各专科病种等；现有各类专业技术人员总数、分类、工作效率等；现有医院房屋建筑及医疗设备配置状况等；现有医院收支状况等。

（二）主要卫生问题及影响因素。在现状分析的基础上，找出本地区居民的主要健康问题，依据疾病顺位、死因顺位，分析影响医疗机构设置的主要因素。

1. 医疗服务供需状况。通过推算医疗服务利用与本地区居民的医疗服务需要（居民年患病人次；年慢性病患病人数；年患病总日数；年卧床总日数等）之间的差距，判断医疗服务供需是否平衡。

2. 医疗事业发展情况。医疗技术的提高、医疗保障水平的提高和覆盖范围的扩大，将对居民潜在医疗服务需求产生较大的影响。

3. 社会经济发展因素。随着社会经济发展，居民收入水平不断提高，医疗保健需求日益增长，将对医疗服务产生深远的影响。

（三）确定医疗机构的设置。根据本地区社会经济发展水平、地理条件、人口状况、居民卫生服务需要，综合考虑支付能力等，分年度预测规划周期内的医疗服务需求，结合《湖北省卫生资源配置标准（2011—2015 年）》，确定所需要的医疗机构类别、级别、数量、规模及分布，并确定必需床位总数和必需医师、护士总数。医疗机构设置要明确公立医院的设置与发展规划，确保公立医院的主导地位，积极鼓励社会资金举办非营利性医疗机构。

1. 必需床位数。根据《湖北省卫生资源配置标准（2011—2015年）》，结合居民医疗服务需求、各县市区人口等因素，组织专家论证，确定各级各类医疗机构的床位数量。

2. 必需医师数。根据《湖北省卫生资源配置标准（2011—2015年）》，结合当地医疗需求，研究确定分科医师数、乡村医生总数以及各级各类医疗机构中医师配置数量。

3. 必需护士数。根据《湖北省卫生资源配置标准（2011—2015年）》，结合当地医疗需求，确定各级各类医疗机构护士配置数量。

4. 医疗机构的布局。医疗机构的布局要满足各层次医疗服务需求，便于居民就诊和转诊。功能相同、相近的医疗机构应当具有适当的间距。每个市（州）要确定一个区域性医疗服务中心。

（四）确定医疗技术的配置。根据医疗服务需求、疾病谱及疑难危重并发病情况、医疗机构功能定位，执行临床医疗技术准入，合理配置医疗技术资源，落实医疗机构的功能任务，确保医疗安全，满足医疗需求。每个市（州）要创建一批省、市级重点专科。

（五）确定医疗设备的配置。根据《湖北省卫生资源配置标准（2011—2015年）》和现有大型设备资源利用情况，确定各级各类医疗机构大型设备配置数量。

（六）确定承担储血点任务的县级医院。根据当地临床用血情况，在县级医院规划设置区域储血点。

（七）设计制作医疗机构现状图和设置规划图，至少明细到乡镇卫生院以上医疗机构。

四　编制医疗机构设置规划的基本要求

医疗机构设置规划是区域卫生规划的重要组成部分，是卫生行政部门审批医疗机构设置的主要依据。编制医疗机构设置规划的基本要求是：

（一）医疗机构设置规划的编制，应当遵照区域卫生规划的基本原则和方法进行。

（二）医疗机构设置规划原则上以市州、直管市、林区为基本卫生区域。县（市、区）根据市（州）规划，编制县（市、区）医疗机构设置规划。省卫生厅在各地医疗机构设置规划的基础上，汇总编制全省医疗机构设置规划。

（三）医疗机构设置规划以区域内居民的实际医疗服务需求为依据，以合理配置利用医疗卫生资源、公平地向全体居民提供高质量的基本医疗服务为目的，通过实施属地化和全行业管理，将各级各类医疗机构均纳入所在地卫生行政部门的统一规划、设置和布局，实行统一准入、统一监管。

（四）各级卫生行政部门要依据规划合理配置和调整各级各类医疗机构，引导医疗资源合理配置，避免重复建设、盲目扩大规模，逐步缩小城乡差别、地区差别，充分合理利用医疗资源，更好地为居民提供符合成本效益的医疗、预防、保健和康复等医疗卫生服务。

（五）根据社会、经济、医疗需求、医疗资源、疾病等发展变化情况，医疗机构设置规划每五年修订一次。本次规划期间为2011—2015年。

（六）各级卫生行政部门要积极做好规划实施的监督评价工作。监督评价分为预评价、过程评价和终末评价。

五　医疗机构设置规划的编制程序和审批权限

在各级政府领导下，由卫生行政部门具体负责组织医疗机构设置规划的编制工作。医疗机构设置规划编制的程序和审批权限如下：

（一）省级卫生行政部门。负责制定全省卫生资源配置标准和医疗机构设置规划指导意见，加强对医疗机构设置规划的技术指导；组织专家，结合卫生资源配置标准，对各市州、直管市和林区编制的规划进行审查；根据各地医疗机构设置规划，编制全省医疗机构设置总体规划，报省人民政府批准发布。

（二）市州、直管市、林区卫生行政部门。成立规划编制组织（包括领导小组、专家指导组和工作组等），拟定和论证规划编制方案，按照方案组织规划编制工作；规划报省审查核准后，呈报当地政府批准发布；组织规划的实施。

（三）县级卫生行政部门。在市（州）卫生行政部门的组织下，参加规划的编制工作；根据市（州）发布的医疗机构设置规划，编制本县（市、区）医疗机构设置规划，经市（州）卫生行政部门核准后，呈报当地政府发布；组织规划的实施。

六　实施规划的配套政策和措施

（一）明确部门职责。各级卫生行政部门负责制订本区域医疗机构设置规划，根据当地人口及经济、社会发展状况适时动态调整规划，按照规划依法对医疗机构的设置进行审批。规划部门依据医疗机构设置规划审批建设用地。发展改革部门依据规划对卫生行政部门批准设置的医疗机构新改扩建项目进行审批、核准或备案;财政部门按照财政补助政策为政府主办的非营利性医疗机构提供相应经费;人力资源和劳动保障部门制订各类医保定点医疗机构相应的社会医疗保险付费政策。

(二)严格实施规划。各地在实施规划过程中,对现有医疗机构中不符合规划要求的,要进行调整或重组。按照医疗资源利用情况,对于医疗资源利用率低的医疗机构要适当缩小规模,或与其他医疗机构进行重组和调整;扩大医疗机构规模,要充分考虑床位利用率、平均住院日等情况。要以提高医疗服务工作效率和医疗系统整体功能为主要手段满足不断增长的医疗服务需求。今后所有医疗机构和床位的设置审批,必须以规划为依据,如本地区的机构、床位、医师、护士等已达到规划指标的,不应再规划新建、扩建医疗机构。

(三)做好宣传工作。各地要通过多种方式或渠道,加强对规划重要性与必要性的宣传,做好规划内容的解释工作。要及时掌握规划实施进展情况,对规划实施较好、成效明显的地区,要给予表彰,并召开现场会,总结交流经验;对规划实施不严格、不积极的,要通报批评,并帮助解决存在的主要问题。

参考文献

[1] 安体富、任强：《公共服务均等化：理论、问题与对策》，《财贸经济》2007 年第 8 期。

[2] 安体富：《完善公共财政制度　逐步实现公共服务均等化》，《财经问题研究》2007 年第 9 期。

[3] 柏良泽：《中国基本公共服务均等化的路径和策略》，《中国浦东干部学院学报》2009 年第 1 期。

[4] 边旭东：《我国区域基本公共服务均等化研究》，博士学位论文，中央民族大学，2010 年。

[5] 边旭东：《我国区域基本公共服务均等化研究》，博士学位论文，中央民族大学，2010 年。

[6] 曹静晖：《基本公共服务均等化的制度障碍及实现路径》，《华中科技大学学报》（社会科学版）2011 年第 1 期。

[7] 常修泽：《中国现阶段基本公共服务均等化研究》，《中共天津市委党校学报》2007 年第 2 期。

[8] 常修泽：《逐步实现基本公共服务均等化》，《人民日报》2007 年 1 月 31 日第 9 版。

[9] 常忠利：《我国基础教育公共财政投入均等化问题研究》，硕士学位论文，东北师范大学，2008 年。

[10] 陈彪：《浙江省基本公共文化服务均等化研究》，硕士学位论文，浙江大学，2009 年。

[11] 陈灿：《厦门市城乡基本公共服务均等化实证研究》，硕士学位论文，厦门大学，2009 年。

[12] 陈昌盛、蔡跃洲：《中国政府公共服务：体制变迁与地区综合评估》，中国社会科学出版社 2007 年版。

[13] 陈海威：《中国基本公共服务体系研究》，《科学社会主义》2007 年

第 3 期。

[14] 陈娟:《均等化取向下基本公共服务差异化提供方式研究——以公共事业型服务为视角》,博士学位论文,电子科技大学,2009 年。

[15] 陈丽、姚岚、舒展:《中国基本公共卫生服务均等化现状、问题及对策》,《中国公共卫生》2012 年第 2 期。

[16] 陈丽、姚岚:《落实基本公共卫生服务均等化策略研究分析》,《医学与社会》2012 年第 6 期。

[17] 陈丽:《落实基本公共卫生服务均等化策略研究》,《医学与社会》2012 年第 6 期。

[18] 陈丽:《落实基本公共卫生服务均等化策略研究》,博士学位论文,华中科技大学,2012 年。

[19] 陈玫:《我国基本公共服务均等化的标准框架探讨》,硕士学位论文,厦门大学,2010 年。

[20] 陈笑:《基本公共服务均等化视角下的城乡污染转移治理研究——以台州市为例》,硕士学位论文,浙江大学,2009 年。

[21] 陈亚璞:《我国政府基本公共服务均等化研究》,硕士学位论文,南京航空航天大学,2008 年。

[22] 陈燕:《安徽省城乡义务教育均等化研究》,硕士学位论文,安徽大学,2010 年。

[23] 程岚:《实现我国基本公共服务均等化的公共财政研究》,博士学位论文,江西财经大学,2009 年。

[24] 迟福林:《城乡基本公共服务均等化与城乡一体化》,《农村工作通讯》2008 年第 24 期。

[25] 戴俊豪:《浙江省义务教育均等化发展的政府对策研究》,硕士学位论文,浙江大学,2010 年。

[26] 丁焕峰、曾宝富:《基本公共服务均等化研究综述》,《华南理工大学学报》2010 年第 5 期。

[27] 丁元竹:《促进基本公共服务均等化的对策》,《经济研究参考》2008 年第 48 期。

[28] 段丽华:《城乡公共产品投资非均等化问题与对策》,硕士学位论文,重庆大学,2008 年。

[29] 樊立华、段孝建、于玺文等:《城乡基本公共卫生服务均等化存在

问题与政策设计》,《中国公共卫生管理》2011 年第 3 期。

[30] 范宏伟:《公共体育服务均等化研究》,博士学位论文,北京体育大学,2010 年。

[31] 冯显威:《促进基本公共卫生服务均等化政策分析》,《医学与社会》2009 年第 7 期。

[32] 盖大欣:《基本公共服务均等化与实施区域协调发展战略研究》,硕士学位论文,吉林大学,2008 年。

[33] 甘志强:《基本公共服务均等化视阈下的政府职能转变研究》,硕士学位论文,福建师范大学,2008 年。

[34] 高姝擘:《"基本公共服务均等化"视角下的农村公共产品供给研究》,硕士学位论文,华中科技大学,2008 年。

[35] 龚超:《青岛市城乡基本公共服务均等化实证研究》,硕士学位论文,中国海洋大学,2008 年。

[36] 古利、冯占春:《我国中西部地区乡镇公共卫生服务现状分析》,《医学与社会》2008 年第 10 期。

[37] 管永昊:《基本公共服务均等化视角的地方税体系研究》,《地方财政研究》2009 年第 2 期。

[38] 管永昊:《基本公共服务均等化视角的地方税体系研究》,《地方财政研究》2009 年第 4 期。

[39] 郭正东:《完善公共财政体系,推进基本公共服务均等化》,《宁夏党校学报》2008 年第 6 期。

[40] 国家发展改革委宏观经济研究院课题组:《促进我国的基本公共服务均等化》,《宏观经济研究》2008 年第 5 期。

[41] 韩志琰:《基于医疗服务分流的农村医疗机构住院患者就医选择行为及满意度研究》,博士学位论文,山东大学,2012 年。

[42] 何平:《和谐社会视野下城乡公共服务均等化研究》,硕士学位论文,吉林大学,2009 年。

[43] 何莎莎:《农村基本公共卫生服务均等化问题研究》,博士学位论文,华中科技大学,2012 年。

[44] 和立道:《我国公共卫生服务供给均等化现状分析》,《石家庄经济学院学报》2009 年第 4 期。

[45] 胡继亮:《公共投资对区域基本公共服务均等化影响的实证研究:

1993—2007》，硕士学位论文，华中师范大学，2009年。

[46] 胡建美：《公共财政视阈中的基础教育均等化》，硕士学位论文，湖南师范大学，2009年。

[47] 胡善联：《新医改开了个好头》，《中国卫生》2010年第2期。

[48] 惠银春：《基本公共服务均等化视野下的浙江省农村反贫困研究——以浙江省开化县为例》，硕士学位论文，浙江大学，2010年。

[49] 江明融：《公共服务均等化问题研究》，博士学位论文，厦门大学，2007年。

[50] 江清敏：《中国政府间转移支付财政均等化效果研究》，硕士学位论文，厦门大学，2008年。

[51] 姜慧：《我国城乡基本公共服务均等化问题研究——基于新公共服务理论的视角》，硕士学位论文，山东师范大学，2012年。

[52] 解垩：《城乡卫生医疗服务均等化研究》，博士学位论文，山东大学，2009年。

[53] 金华：《吉林省地区差距与实现社会保障均等化研究》，硕士学位论文，吉林大学，2008年。

[54] 金铭：《宁夏三县区基本公共卫生服务均等化实施现状及效果研究》，硕士学位论文，山东大学，2013年；《1993年世界发展报告》，中国财政经济出版社1993年版。

[55] 荆丽梅、徐海霞、刘宝等：《国内公共卫生服务均等化的理论探讨及研究现状》，《中国卫生政策研究》2009年第6期。

[56] 兰迎春、王敏、王德国：《基本卫生服务均等化的伦理思考》，《中国医学伦理学》2009年第1期。

[57] 李玲、程晓明等：《社区卫生服务及基本卫生服务主要内容探讨》，《卫生经济研究》2004年第11期。

[58] 李娜：《四川省社会事业性基本公共服务均等化研究》，硕士学位论文，浙江大学，2010年。

[59] 李锐：《我国西部地区城乡基础教育比较研究——基于基本公共服务均等化的视角》，硕士学位论文，内蒙古大学，2009年。

[60] 李婷：《均等化取向下的我国政府公共服务行为优化研究》，硕士学位论文，华中师范大学，2007年。

[61] 李晓红：《成都市统筹城乡发展背景下的基本公共卫生服务均等化

问题研究》，硕士学位论文，西南交通大学，2011 年。

[62] 李雪平、蒲川等：《重庆市基本公共卫生服务财政投入均等化现状分析》，《重庆医学》2012 年第 12 期。

[63] 李阳：《公共产品概念和本质研究综述》，《生产力研究》2010 年第 4 期。

[64] 李莹：《公共服务均等化视角下我国农村社会养老保险研究》，硕士学位论文，安徽大学，2010 年。

[65] 李周清：《政府间财政转移支付均等化研究》，硕士学位论文，西南交通大学，2006 年。

[66] 联合国全球治理委员会：《我们的全球伙伴关系》，牛津大学出版社 1995 年版。

[67] 廖金萍：《我国农村基本公共服务均等化体系建设研究》，硕士学位论文，南昌大学，2008 年。

[68] 廖文剑：《西方发达国家基本公共服务均等化路径选择的经验与启示》，《中国行政管理》2011 年第 3 期。

[69] 林巧珠：《福建省基本公共卫生服务均等化现状、存在问题及发展对策研究》，硕士学位论文，福建医科大学，2010 年。

[70] 刘德吉：《公共服务均等化的理念、制度因素及实现路径：文献综述》，《上海经济研究》2008 年第 4 期。

[71] 刘德吉：《国内外公共服务均等化问题研究综述》，《上海行政学院学报》2009 年第 6 期。

[72] 刘德勇：《基本公共服务均等化视野下的财政转移支付制度研究》，硕士学位论文，山东师范大学，2009 年。

[73] 刘广：《我国基本公共服务均等化问题研究》，硕士学位论文，河南大学，2010 年。

[74] 刘海兵：《甘肃省基本公共服务均等化问题研究》，硕士学位论文，西北师范大学，2009 年。

[75] 刘辉：《转移支付在城乡公共产品供给均等化中的作用研究》，硕士学位论文，东北财经大学，2006 年。

[76] 刘金伟：《城乡基本公共卫生服务的现实差距及其"均等化"对策》，《消费导刊》2009 年第 21 期。

[77] 刘金伟：《城乡卫生资源配置的"倒三角"模式及其成因》，《调研

世界》2006 年第 3 期。

[78] 刘乐山、何炼成：《公共产品供给的差异：城乡居民收入差距扩大的一个原因解析》，《人文杂志》2005 年第 1 期。

[79] 刘蕾：《城乡社会养老保险均等化研究》，博士学位论文，山东大学，2010 年。

[80] 刘丽：《基于基本公共服务均等化目标的财政管理体制研究》，硕士学位论文，广西大学，2008 年。

[81] 刘明慧：《我国农村医疗卫生融资机制的选择》，《财政研究》2004 年第 7 期。

[82] 刘琼莲：《论基本公共卫生服务均等化及其判断标准》，《学习论坛》2009 年第 9 期。

[83] 刘薇：《我国"基本公共服务"理论研究述评》，《财政部财政科学研究所》2010 年第 16 期。

[84] 刘文静：《中国城乡基本公共服务均等化研究》，硕士学位论文，山东大学，2008 年。

[85] 刘新建、刘彦超：《论城乡公共服务供给平等与和谐社会建设》，《燕山大学学报》（哲学社会科学版）2007 年第 1 期。

[86] 刘雪峰、王月强：《〈基本卫生保健法〉的立法探讨》，《中国卫生法制》2009 年第 6 期。

[87] 刘亚图：《中国基本公共卫生服务政策及实证研究以——以山东为例》，硕士学位论文，山东大学，2013 年。

[88] 刘延伟、王健、孟庆跃：《基本公共卫生服务均等化差异性分析及其实现路径研究综述》，《卫生软科学》2012 年第 6 期。

[89] 刘志昌：《基本公共服务均等化：过程与逻辑——基于社会保障的研究》，博士学位论文，华中师范大学，2009 年。

[90] 刘钟明、徐盛鑫、徐芸等：《浙江省基本公共卫生服务均等化财政保障体制机制研究》，《卫生经济研究》2009 年第 4 期。

[91] 芦鹏：《基本办共服务均等化趋势下县级办共财政的构建》，硕士学位论文，华中师范大学，2007 年。

[92] 陆庆华：《财政转移支付制度与基本公共服务均等化研究》，硕士学位论文，贵州大学，2008 年。

[93] 路冠军：《均等化取向下的农村公共卫生服务体系构建》，《农村经

济》2007 年第 11 期。

[94] 吕炜、王伟同：《我国基本公共服务提供均等化问题研究——基于公共需求与政府能力视角的分析》，《经济研究参考》2008 年第34 期。

[95] 罗乐宣：《国内外基本卫生服务包的研究及其对制定社区公共卫生服务的启示》，《中国科医学》2008 年第 12 期。

[96] 罗鸣令、储德银：《基本公共医疗卫生服务均等化的约束条件与公共财政支出》，《中国卫生政策研究》2011 年第 11 期。

[97] 骆永民：《城乡基础设施均等化供给研究》，博士学位论文，山东大学，2009 年。

[98] 庞力：《促进城乡基本公共服务均等化的公共财政制度研究》，博士学位论文，湖南农业大学，2010 年。

[99] 蒲川：《促进基本公共卫生服务均等化的实施策略研究——以重庆市为例》，《软科学》2010 年第 5 期。

[100] 钱凯：《我国公共服务均等化问题研讨综述》，《经济研究参考》2007 年第 42 期。

[101] 乔俊峰：《公共卫生服务均等化与政府责任：基于我国分权化改革的思考》，《中国卫生经济》2009 年第 7 期。

[102] 邱霈恩：《基本公共服务均等化理论与政策研究》，《管理高层论坛》2007 年第 1 期。

[103] 沈楠：《从均等化角度探析公共卫生支出结构问题》，《社会与政治》2008 年第 1 期。

[104] 石绍宾：《城乡基础教育均等化供给研究》，博士学位论文，山东大学，2007 年。

[105] 苏江瑜：《我国实现基本公共服务均等化的对策研究》，硕士学位论文，大连理工大学，2008 年。

[106] 孙建军：《我国基本公共服务均等化供给政策研究》，博士学位论文，浙江大学，2011 年。

[107] 孙逊、张寓景、汤明新等：《基本卫生服务均等化界定、评价及衡量方法》，《卫生软科学》2009 年第 4 期。

[108] 孙艳伟：《中国基本公共服务均等化改革：成就、问题与对策》，硕士学位论文，吉林大学，2009 年。

[109] 陶振：《农村义务教育均等化：体制障碍与机制探索》，硕士学位论文，华中师范大学，2008年。

[110] 田敏：《城乡基本医疗卫生服务均等化问题研究》，硕士学位论文，延安大学，2012年。

[111] 王崇霞：《我国基本公共服务均等化现状及对策研究》，硕士学位论文，天津大学，2012年。

[112] 王惠：《基本公共卫生服务现状思考及改进建议》，《中国当代医药》2011年第34期。

[113] 王恋：《基于均等化视角的上海市社区公共卫生服务投入研究》，博士学位论文，复旦大学，2012年。

[114] 王谦：《城乡公共服务均等化问题研究》，博士学位论文，山东大学，2008年。

[115] 王琼峰：《基本公共服务均等化与转移支付制度设计》，硕士学位论文，湖南师范大学，2009年。

[116] 王世智：《农村基本公共卫生服务均等化的现状与思考》，《中国乡村发现》2013年第2期。

[117] 王韬：《我国西部城乡基本公共服务均等化问题研究》，硕士学位论文，兰州大学，2009年。

[118] 王伟、任茜：《基本公共卫生服务均等化的内涵与实施策略》，《管理改革评论》2010年第6期。

[119] 王晓霞、孟宪民、徐娜：《农村基本公共卫生服务均等化政策实施中的瓶颈问题》，《行政管理改革》2012年第1期。

[120] 王秀露：《中国基本公共服务均等化研究》，硕士学位论文，山东大学，2009年。

[121] 王雍君：《中国的财政均等化与转移支付体制改革》，《中央财经大学报》2006年第9期。

[122] 王志雄：《我国基本公共服务均等化研究》，博士学位论文，财政部财政科学研究所，2011年。

[123] 温扬汗：《江西省崇义县义务教育均等化问题研究》，硕士学位论文，浙江大学，2009年。

[124] 吴三通：《基本公共服务均等化：简要评估及制度建议》，《湖南社会科学院学报》2009年第2期。

[125] 吴志鹏：《城乡一体化进程中基本公共服务均等化问题研究》，硕士学位论文，上海师范大学，2009 年。

[126] 夏红：《闵行区基本公共卫生服务均等化实践研究》，硕士学位论文，上海交通大学，2010 年。

[127] 项继权：《基本公共服务均等化：政策目标与制度保障》，《华中师范大学学报》（人文社会科学版）2008 年第 1 期。

[128] 项继权：《我国基本公共服务均等化的战略选择》，《社会主义研究》2009 年第 1 期。

[129] 肖伟：《公共服务均等化视角下的流动人口管理制度创新——以嘉定区流动人口居住证制度为例》，硕士学位论文，复旦大学，2008 年。

[130] 肖文涛：《基本公共服务均等化：共享改革发展成果的关键》，《科学社会主义》2008 年第 5 期。

[131] 谢标：《武汉市城乡基本公共服务均等化研究——以公共卫生和基本医疗为例》，《长江论坛》2009 年第 5 期。

[132] 邢聪艳：《均等化视角下 FZ 市城市社区基本公共卫生服务建设与发展对策研究》，福建医科大学，2011 年。

[133] 徐布蕾：《论苏南地区公共服务均等化——以无锡新市民为对象的公共服务为例》，硕士学位论文，江南大学，2009 年。

[134] 徐淑杰：《关于推进基本公共卫生服务均等化的几点建议》，《中外医疗》2010 年第 8 期。

[135] 徐增辉：《制约城乡基本公共服务均等化的深层原因》，《经济纵横》2012 年第 2 期。

[136] 许淑萍：《论现阶段中国政府公共服务的供给标准建设》，《学习与探索》2010 年第 1 期。

[137] 闫凤茹、梁玉等：《我国基本公共卫生服务均等化的提出背景与内涵分析》，《卫生软科学》2012 年第 1 期。

[138] 杨建亮：《城乡基本公共服务均等化实现机制问题研究》，硕士学位论文，广西民族大学，2008 年。

[139] 杨宜勇、刘永涛：《我国省际公共卫生和基本医疗服务均等化问题研究》，《经济与管理研究》2008 年第 5 期。

[140] 姚艮华：《我国社会养老保险均等化研究》，硕士学位论文，浙江

财经学院，2008 年。

[141] 于风华、孙经杰、刘瑾等：《公共财政框架下基木公共卫生均等化探讨》，《中网卫生资源》2009 年第 3 期。

[142] 于香情、李国健：《基本公共服务均等化必然性分析与对策研究》，《东岳论丛》2009 年第 20 期。

[143] 于香情、李国健：《基本公共服务均等化必然性分析与对策研究》，《中南财经政法大学学报》2009 年第 2 期。

[144] 于小千：《公共服务绩效考核理论探索与实践经验》，北京理工大学出版社 2008 年版。

[145] 张全：《基本卫生服务供给均等化中政府角色初探》，《中国初级卫生保健》2009 年第 8 期。

[146] 章也徽：《城乡统筹发展的公共卫生筹资机制研究》，《农村经济》2005 年第 3 期。

[147] 赵富城：《昆明市城乡基本公共服务均等化研究》，硕士学位论文，昆明理工大学，2010 年。

[148] 赵海艳：《和谐社会视野下基本公共服务均等化研究》，硕士学位论文，中国石油大学，2009 年。

[149] 赵红、王小合、高建民、李瑞：《基本公共卫生服务均等化研究综述》，《中国卫生事业管理》2010 年第 11 期。

[150] 赵云旗、申学锋：《促进城乡基本公共服务均等化的财政政策研究》，《经济研究参考》2010 年第 16 期。

[151] 钟荣华：《地方政府转移支付的均等化效应：理论分析与实证检验》，硕士学位论文，湖南大学，2004 年。

[152] 周金光：《地方政府债务风险与公共融资》，硕士学位论文，西北大学，2007 年。

[153] 周静：《流动人口计划生育公共服务均等化与差别研究——以上海市为例》，硕士学位论文，复旦大学，2008 年。

[154] 朱传俊：《基本公共服务均等化视角下的浙江省城市反贫困——以杭州市小河街道为例》，硕士学位论文，浙江大学，2010 年。

[155] 朱金鹤、李放、崔登峰：《实现基本公共卫生服务均等化的国内外实践经验借鉴》，《中国卫生事业管理》2013 年第 2 期。

[156] 朱晓丽、代涛、王芳、尤川梅：《基本公共卫生服务均等化实施过

程中的主要问题分析》,《中国社会医学杂志》2011 年第 2 期。

[157] 庄琴:《上海市嘉定区公共卫生服务均等化实践与探索》,《中国公共卫生管理》2009 年第 3 期。

[158] [美] 约瑟夫·E. 斯蒂格利茨:《社会主义向何处去——经济体制转型的理论与证据》,吉林人民出版社 1998 年版。

[159] [美] 莱斯特·M. 萨拉蒙等:《全国公民社会——非营利部门视界》,社会科学文献出版社 2002 年版。

[160] Epple, D. and R. Romano, "Ends against the middle: Determining public service provision when there are private altermatives". *Journal of Public Economics*, Vol. 62, No. 3, November1996, pp. 297 – 325.

[161] Australian Institute of Health and Welfare, Health expenditure Australia 2007 – 08, Health and welfare expenditure series No. 37, Canberra: AIHW, 2009.

[162] Australian Institute of Health and Welfare, Public health expenditure in Australia, 2007 – 08. Health and Welfare Expenditure Series No. 38, Canberra: AIHW, 2009.

[163] Axelsson, R. , The organizational pendulum — healthcare management in Sweden 1985 – 1998. *Scandinavian Journal of Public Health*, Vol. 28, 2000, pp. 47 – 53.

[164] Canadian Institute for Health Information. *National Health Expenditure Trends*, 1975 to 2009, Ottawa, Ont: CIHI, 2009.

[165] Dennis Epple and Richard E. Romano, Ends against the middle: Determining public service provision when there are private alterma-tives. *Journal of Public Economics*, No. 62, 1966, pp. 297 – 325.

[166] Forestland, L. and Bjomdal, A. , "The potential for research – based information in Public Health: identifying unrecognized information needs". *BMC Public Health*, Vol. 1, No. 1, January, 2001.

[167] Glenngard, A. H. , Hjalte, F. , Svensson, M. , Anell, A. and, Bankauskaite, V. , *Health Systems in Transition: Sweden*, Copenhag-en, WHO Regional Office for Europe on behalf of the European Observ-atory on Health Systems and Policies, 2005.

[168] Healy, J. , *Welfare Options: Delivering Social Services*. Sydney: Allen

& Unwin, 1998.

[169] http: //theory. people. com. cn/GB/49154/49156/6895014. html, 19th of Febrary 2008.

[170] Khan, M. and Ahmed, S., "Relative efficiency of government and non – government organizations in implementing a nutrition intervention program – a case study from Bangladesh". *Public Health Nutrition*, Vol. 6, No. 1, 2003, pp. 19 – 24.

[171] Kieron Walsh, *Public Services and Market Machanism*. London: Macmillan Press Ltd., 1995, p. 284.

[172] Lazar, H., St – Hilaire, F. eds., *Money*, *politics and health care*: *Reconstructing the federal – provincial partnership*, Montreal, Institute for Research on Public Policy, 2004.

[173] Liu, X., Hotchkiss, D. R. and Bose, S., "The impact of contracting – out on health system performance: A conceptual framework". *Health policy*, Vol. 82, No. 2, 2007, pp. 200 – 211.

[174] Manju Rani, *India' s Public Health System How Well Does It Function at the National Level*. World Bank Policy Research Working Paper 3447, 2004.

[175] Marchildon, G. P., *Health Systems in Transition*: *Canada*, Copenhagen, Who Regional Office for Europe on behalf of the European Observatory on Health Systems and Policies, 2005.

[176] Marchildon, G. P., *The public/private debate in the funding*, Administration and delivery of healthcare in Canada. Healthcare Papers, Vol. 4, No. 4, 2004c, pp. 61 – 68.

[177] Mcintosh, T., *Intergovernmental relations*, *social policy and federal transfers after Romanow*. Canadian Public Administration, Vol. 47, No. 1, 2004, pp. 27 – 51.

[178] Medicine NIO, *The Future of the Public Health*, Washington D. C. : The National Academies Press, 1988.

[179] Melissa Hilless and Judith Healy, *Health Care Systems in Transition*: *Australia*, Copenhagen, Who Regional Office for Europe on behalf of the European Observatory on Health Systems and Policies, 2001.

[180] National Board of Health and Welfare, *Health in Sweden – the national public health report* 2001, Stockholm, Socialstyrelsen, Epidemiologist Centrum, 2002.

[181] Podger, A. and Hagan, P. eds. , *Reforming the Australian health care system: the role of government*, in A. L. , *Bloom Health Reform in Australia and New Zealand*, Melbourne: Oxford University Press, 2000.

[182] R. F. Heller TDH, S. , *Pattison Putting the Public back into Public health Part 1. A redefinition of Public health.* J of the Royal Institute of Public Health, Vol. 117, 2003, pp. 62 – 95.

[183] Randall, G. E. , "Competition, Organizational change, and conflict: the changing role of case managers in Ontario's homecare system" . *Care Management Journals*, Vol. 8, No. 1, 2007, pp. 2 – 7.

[184] Samuelson, P. A. , "The Pure Theory of Public Expenditure" . *The review of Economics and Statistics*, Vol. 36, No. 4, 1954, pp. 387 – 389.

[185] Senate, *Quality end – of – life care: The rights of every Canadian*, Final report [S Carstairs, Chair] . Ottawa, Standing Senate Committee on Social Affairs, Science and Technology, 2000.

[186] Sundquist J. Migration, "Equality and access to health care services". *Journal of epidemiology and community health*, Vol. 55, No. 10, 2001, pp. 691 – 692.

[187] T. Prosser, *The Limits of Competition Law.* Markets and Public Services, Oxford: Oxford University Press, 2005. p. 262.

[188] Toronto Press, 2004, pp. 197 – 232.

[189] van Doorslaer, E. et al. , Equity in the delivery of health care in Europe and the US. *Journal of Health Economics*, Vol. 19, 2000, pp. 553 – 583.

[190] World Bank, *World Development Report.* Investing in health, Oxford: Oxford University Press, 1993.